U0262464

内镜鼻咽癌手术
分型解剖与手术图谱

主　编　余洪猛　孙希才
副主编　张焕康　刘　全

科学出版社

内 容 简 介

近年来鼻内镜下鼻咽癌扩大切除术被认为是复发性鼻咽癌首选的治疗方式。本书为复发性鼻咽癌外科手术的指导性用书。全书分为上、下篇,上篇为内镜鼻咽癌手术分型解剖图谱,包括鼻咽癌解剖概述,内镜鼻腔、鼻窦解剖基础,Ⅰ型、Ⅱ型、Ⅲ型、Ⅳ型鼻咽癌切除解剖和鼻咽癌外科重建技术解剖,共7章;下篇为内镜鼻咽癌手术图谱,包括鼻咽癌外科治疗概述,Ⅰ型、Ⅱ型、Ⅲ型、Ⅳ型鼻咽癌切除术和鼻咽癌外科重建技术,共6章。本书详细介绍了与内镜鼻咽癌切除术相关的基本概念、内镜解剖学、手术器械、手术技巧等方面内容。书中以手术解剖结构的显露和手术解剖标志的定位为主旨,清晰描述了内镜鼻咽区域的手术入路。本书以手术实际观察为视角,指导读者进一步加深对该区域临床解剖病理的认识,顺利完成相关手术,是目前国内外最详尽的内镜鼻咽癌手术分型著作之一。

本书可供耳鼻喉科、神经外科、口腔颌面外科、头颈外科、影像科、介入科等多个学科的医师及相关人员参考使用。

图书在版编目(CIP)数据

内镜鼻咽癌手术分型解剖与手术图谱 / 余洪猛,孙希才主编. —北京:科学出版社,2021.11
ISBN 978-7-03-070539-6

Ⅰ.①内… Ⅱ.①余… ②孙… Ⅲ.①鼻咽癌—外科手术—图解 Ⅳ.① R739.63-64

中国版本图书馆 CIP 数据核字(2021)第 224354 号

责任编辑:王灵芳 / 责任校对:张 娟
责任印制:赵 博 / 封面设计:蓝正广告

科 学 出 版 社 出版
北京东黄城根北街 16 号
邮政编码:100717
http://www.sciencep.com

三河市春园印刷有限公司 印刷
科学出版社发行 各地新华书店经销
*
2021 年 11 月第 一 版 开本:787×1092 1/16
2021 年 11 月第一次印刷 印张:8 3/4
字数:154 000
定价:98.00 元
(如有印装质量问题,我社负责调换)

编著者名单

主　编　余洪猛　孙希才

副主编　张焕康　刘　全

编著者（按姓氏笔画排序）

于华鹏　复旦大学附属眼耳鼻喉科医院

王　欢　复旦大学附属眼耳鼻喉科医院

王　勇　开远市人民医院

刘　全　复旦大学附属眼耳鼻喉科医院

孙希才　复旦大学附属眼耳鼻喉科医院

杜雅丽　北京大学第三医院

余洪猛　复旦大学附属眼耳鼻喉科医院

宋小乐　复旦大学附属眼耳鼻喉科医院

张焕康　复旦大学附属眼耳鼻喉科医院

周　雷　复旦大学附属中山医院

赵卫东　复旦大学附属眼耳鼻喉科医院

赵可庆　复旦大学附属眼耳鼻喉科医院

顾　晔　复旦大学附属眼耳鼻喉科医院

蒋晓文　华中科技大学协和深圳医院

薛　凯　复旦大学附属眼耳鼻喉科医院

主编简介

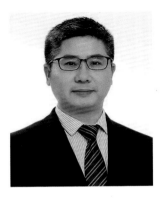

余洪猛　主任医师，博士研究生导师。复旦大学附属眼耳鼻喉科医院副院长，耳鼻喉科副主任，鼻科主任，鼻颅底外科主任。中国医学科学院院外创新单元主任，中国人体健康科技促进会鼻科专业委员会副主任委员，中国医师协会耳鼻咽喉科医师分会鼻科学组副组长，中国中西医结合学会耳鼻咽喉科分会鼻颅底肿瘤及嗅觉专病专家委员会主任，中国医师协会耳鼻咽喉科医师分会委员，中国临床肿瘤学会鼻咽癌专家委员会委员，中国中西医结合学会耳鼻咽喉科专业委员会委员，上海医师协会耳鼻喉科医师分会委员，上海市中西医结合学会耳鼻咽喉科专业委员会副主任委员。主持包括中国医学科学院创新单元，国家自然科学基金面上项目，上海市启明星人才计划，上海市重大创新临床项目等多项重大、重点项目及课题。在国内外重要杂志发表论文30余篇，主编出版《耳鼻咽喉科疾病处方》和《鼻内镜检查与诊断图谱》专著2本、《额窦》（*The Frontal Sinus*）译著1本。并获得"全国民族团结进步模范个人""上海市教卫工作党委系统优秀共产党员""钟扬式好党员""西藏自治区第七批优秀援藏干部人才"等荣誉称号。

主编简介

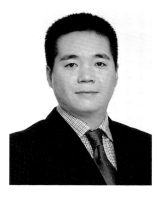

孙希才 副主任医师，硕士研究生导师。复旦大学附属眼耳鼻喉科医院耳鼻喉科副主任医师，主攻鼻科及鼻颅底外科。2010 年毕业于复旦大学附属眼耳鼻喉科医院，获博士学位。2018 年 6 月～ 2019 年 6 月在美国哈佛大学医学院学习临床研究（GCSRT）。2016 年 3 月～ 2017 年 9 月任美国匹兹堡大学医学院颅底外科中心实验研究员，师从 Juan C. Fernandez-Miranda 教授，学习颅底解剖及手术。现为中华医学会耳鼻咽喉头颈外科学分会青年委员会委员、鼻科组秘书，中国医师协会耳鼻咽喉科医师分会颅底组委员，中国医师协会内镜医师分会第一届耳鼻咽喉内镜专业委员会副秘书长，中国医师协会内镜医师分会第三届委员会副总干事，中国医疗保健国际交流促进会颅底外科分会青年委员，中国中西医结合学会鼻颅底肿瘤及嗅觉专病专家委员会副主任委员，中国中西医结合学会耳鼻咽喉科专业委员会委员。

序

　　北宋苏轼游至庐山，有诗云：横看成岭侧成峰，远近高低各不同。不识庐山真面目，只缘身在此山中。诗词流传千古，是因为其中蕴含丰富的哲理。细细品味，若用此诗来描述鼻颅底的解剖再恰当不过了。鼻腔鼻窦空间狭小、三维构象复杂，鼻颅底沟通了颅内外重要的神经血管。虽然鼻颅底的每条神经，每根血管，每块肌肉，每块骨骼，都有其固定的走行，然而从内镜视角和显微镜视角观察，可能迥然不同，从冠状位、矢状位、水平位上看，可能大相径庭。想清楚地了解其空间构型，需要外科医师从不同角度，细细观摩，然后在自己的脑海中构建出精确的空间立体结构，从而在术中精确地切除病变组织，保护重要神经血管。在过去的20年里，随着内镜解剖知识和技术的进步、摄像系统和监视器分辨率及导航系统的不断发展，鼻颅底外科的解剖实现了突飞猛进的发展。

　　鼻咽癌是我国及东南亚国家高发的鼻咽部恶性肿瘤。在鼻咽癌患者发病的不同阶段，治疗方案不一致。初发鼻咽癌患者首选放射治疗，然而复发性鼻咽癌患者再次放射治疗的效果不佳，且放射治疗易伴发放射性骨坏死、脑神经损伤等严重并发症以致患者的生活质量低下。近年来，随着鼻内镜技术的不断创新与发展，越来越展现出手术创伤小、术野清晰等优点，因此越来越多的学者认为，鼻内镜下鼻咽癌扩大切除术是复发性鼻咽癌的首选治疗方式。

　　复旦大学附属眼耳鼻喉科医院鼻颅底团队在国际上首次明确建立了复发性鼻咽癌的内镜手术分型，奠定了鼻咽癌内镜手术的"中国方案"在国际上的领跑地位，为鼻咽癌手术治疗共识的形成提供方案。团队通过深耕鼻颅底解剖，并致力于向临床转化，特别是在复发性鼻咽癌的挽救性内镜手术方面进行了深入研究，历经10余年的鼻咽颅底解剖和临床经验的积累，将复发性鼻咽癌的内镜手术分为Ⅰ～Ⅳ型。本书分为上、下两篇，共13章。上篇展示鼻咽癌手术相关的解剖，下篇介绍Ⅰ～Ⅳ型鼻咽癌手术的操作步骤。没有临床的解剖是"短命的"，而没有解剖的临床是"致命的"。本书通过解剖与临床相结合的方式，向读者展示复发性鼻咽癌的手术方式。

路漫漫其修远兮，吾将上下而求索。鼻咽癌，乃至全身恶性肿瘤的治疗是一个不断探索的过程。科技在进步，时代在发展。在当前的医疗水平下，鼻内镜手术逐渐成为鼻咽癌多学科联合诊疗的重要实施途径之一。我们希望本书能够增强学科之间的学术交流，加快鼻内镜外科专业知识的普及，最终达到守护全国人民健康的目的。

余洪猛

2021 年 9 月

前　言

　　复发性鼻咽癌常涉及许多重要的神经、血管结构，因此手术难度大、风险高。传统上，手术以开放入路为主。但近年来，内镜逐渐应用于鼻颅底外科，并得到快速发展。随着高分辨率摄像系统、内镜颅底解剖和止血技术的发展，内镜鼻颅底外科适应证得到进一步拓展。越来越多的学者认为，复发性鼻咽癌首选的治疗方式为鼻内镜下鼻咽癌扩大切除术。晚期复发性鼻咽癌往往累及颈内动脉，给鼻内镜下鼻咽癌扩大切除带来了很大的困难，内镜技术在鼻咽颅底及咽旁间隙的应用尚需进一步的研究和临床经验的积累。

　　复旦大学附属眼耳鼻喉科医院鼻颅底团队在国际上首次明确建立了复发性鼻咽癌的内镜手术分型。复发性鼻咽癌的内镜手术分型有助于规范鼻咽癌的手术治疗方式，有利于手术推广，便于比较手术的疗效。本书将复发性鼻咽癌的内镜手术分型介绍给读者，呈现了一本专业的鼻咽癌外科手术图谱专著。本书涵盖了 I ～ IV 型鼻咽癌切除术的解剖要点和手术技巧，其最大特点是在每章节中呈现的外科分步解剖讲解详细。众所周知，解剖是开展颅底外科的基础，秉承"从解剖室到手术室"的理念，本书提供了大量内镜下鼻咽癌分步解剖图片，并附有团队的临床经验和见解，可供读者处理颅底区病变时作为参考，对临床鼻内镜下鼻咽癌扩大切除术具有重要的指导意义。

　　编写这部手术图谱也是我们总结以往临床经验的一个过程。在编写过程中，我们深感规范鼻咽癌的内镜手术意义非凡，责任重大。团队在多年的多学科合作过程中，对鼻咽癌的外科治疗充满了敬畏之心，在临床工作中，如临深渊，如履薄冰，不敢有丝毫大意。因此，也希望为读者们呈现一本具有参考价值的鼻咽癌外科著作。在本书编写过程中，由于治疗理念不断更新，以及编者能力有限，对部分内容的编写难免有疏漏之处，请广大同仁批评指正。

　　希望本书能为所有对鼻咽癌外科感兴趣的读者提供帮助。

孙希才

2021 年 9 月

目　录

上篇　内镜鼻咽癌手术分型解剖图谱

下 篇 内镜鼻咽癌手术图谱

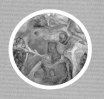
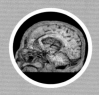
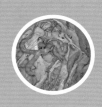

上　篇

内镜鼻咽癌手术分型解剖图谱

第1章

鼻咽癌解剖概述

一、鼻咽癌外科发展史

鼻咽癌（nasopharyngeal carcinoma, NPC）是指发生于鼻咽腔顶部和侧壁的恶性肿瘤。好发于我国南方地区，发病率居耳鼻咽喉恶性肿瘤之首。常见临床症状有鼻塞、涕中带血、耳闷堵感、听力下降、复视及头痛等。鼻咽癌好发于颅底区正中央，毗邻脑干、视神经、颞叶、颈内动脉等重要结构。由于鼻咽位置的特殊性、手术难度大、放疗效果相对满意等因素，初发的鼻咽癌不推荐行手术治疗。放射治疗是鼻咽癌的首选治疗方法。虽然很多学者提出了手术治疗初发鼻咽癌的概念，并推动了一系列的临床试验。但是目前手术治疗初发鼻咽癌的证据略显不足。随着手术技术的提升、新型免疫治疗药物的推出，将来手术联合药物治疗可能会在初发性鼻咽癌的治疗中占据重要位置。

虽然初发性鼻咽癌的放射治疗可以取得满意的效果，但是仍有高达15%～30%的鼻咽癌患者复发。治疗复发性鼻咽癌（recurrent NPC，rNPC）存在很大的困难。既往，复发性鼻咽癌的治疗也常采用放射治疗（简称放疗）。但是再次放疗也并未取得良好的效果：一方面，复发性鼻咽癌往往对再次放疗不敏感，容易产生放疗抵抗；另一方面，再次放疗脑神经损伤、颞叶坏死和放射性骨坏死的发生率达26%～57%。近年来，随着鼻内镜技术的扩展，内镜设备及技术的不断提高，以及对鼻颅底解剖的认识逐渐深入，鼻内镜下进行复发性鼻咽癌的切除普遍被认为是首选的外科治疗方案。

复发性鼻咽癌的手术又被称为挽救性手术，既往以传统的开放入路为主要手术方式，主要包括经上颌骨外旋入路和经颞下窝入路，此外还有经上颌窦入路、经硬腭入路、面中掀翻入路、鼻侧切开、下颌骨切开等。这些入路均在直视下进行手术，优点是止血方便，可以提高患者的生存率。但较深的部位存在视野狭窄、显露不完全等不足。同时外入路的共同缺点是手术创伤大、术后瘢痕形成，因而严重影响患者的生活质量。随着内镜设备和器械不断改良、手术技术日益精进，经鼻内镜技术已成为复发性鼻咽癌手术治疗的又一重要替代选择，即复发性鼻咽癌内镜手术。

复发性鼻咽癌内镜手术适应证的探索是一个与时俱进的发展过程。最初，复发性鼻咽癌仅适用于病灶位于鼻咽中线或鼻咽外侧轻微受累的早期肿瘤，即美国癌症联合会（AJCC）肿瘤分期标准中的 $rT_1 \sim T_2$ 期肿瘤，$rT_3 \sim T_4$ 期肿瘤仍建议使用放射治疗。我国《复发鼻咽癌治疗专家共识》指出，早期病变（$rT_1 \sim T_2$）可以采用手术治疗和放射治疗，晚期病变（$rT_3 \sim T_4$ 期）则以放射治疗为主。然而，随着经鼻内镜操作技术的不断提高、内镜解剖学知识的积累、术中实时导航系统的应用，越来越多的临床证据表明，经鼻内镜手术治疗 $rT_3 \sim T_4$ 期病变也是安全有效的。英国多学科指南指出局部复发性鼻咽癌以手术治疗为首选，放射治疗为二线治疗方案。美国国立综合癌症网络指出复发性鼻咽癌为极晚期头颈部肿瘤，既往有放射治疗史的局部复发性鼻咽癌应首选手术，术后辅以放疗和化疗。

鼻咽部手术分型有助于规范鼻咽癌的手术治疗方式，有利于手术推广，便于比较手术的疗效。2010 年，意大利学者 Castelnuovo 首次提出鼻咽部手术分型，共分 3 型：Ⅰ型，手术局限于鼻咽后上壁；Ⅱ型，手术向上扩展至蝶窦；Ⅲ型，手术向外扩展至咽鼓管软骨部和咽旁间隙。该分型方式首次提出内镜鼻咽癌手术分型的

概念，但是临床上部分患者已经超过上述界限，侵犯颈内动脉和颅内。所以上述分型仍有不足。

由于复发性鼻咽癌往往累及颈内动脉，临床上有些患者需要进行颈内动脉切除，这些患者的治疗方案具有明显的独特性：球囊闭塞试验成为重要的术前检查。2017 年，复旦大学附属眼耳鼻喉科医院王德辉教授提出：颈内动脉切除可作为Ⅳ型鼻内镜鼻咽癌切除术。

2019 年，复旦大学附属眼耳鼻喉科医院余洪猛教授团队重新规范了鼻咽癌内镜手术分型：Ⅰ型内镜下鼻咽癌切除术，主要处理鼻咽中线区及颅底中线区的病变，用于处理 rT_1 期和部分 rT_3 期复发性鼻咽癌；Ⅱ型内镜下鼻咽癌切除术，在Ⅰ型基础上向外扩展至咽鼓管软骨段、咽旁间隙和岩斜区内侧，用于处理 rT_2 期的复发性鼻咽癌；Ⅲ型内镜下鼻咽癌切除术，是在Ⅱ型手术的基础上向外侧扩展至岩斜区外侧、颞下窝、颅中窝底、眼眶及眶上裂、海绵窦及脑神经，处理 rT_4 期的复发性鼻咽癌；Ⅳ型内镜下鼻咽癌切除术，用于处理侵犯颈内动脉和颅内的复发性鼻咽癌。

2021 年，复旦大学附属眼耳鼻喉科医院鼻颅底团队在国际上首次明确建立了复发性鼻咽癌的内镜手术分型，奠定了鼻咽癌内镜手术的"中国方案"在国际上的领跑地位，为鼻咽癌手术治疗共识的形成提供方案。团队通过深耕鼻颅底解剖，并致力于向临床转化，特别在复发性鼻咽癌的挽救性内镜手术方面进行了深入研究，

历经 10 余年的鼻咽颅底解剖和临床经验的积累，将复发性鼻咽癌的内镜手术分为 Ⅰ~Ⅳ 型。Ⅰ 型内镜下鼻咽癌切除术最大切除范围为：上界至蝶骨平台水平；下界至硬腭平面；外侧界至斜坡段 ICA 内侧、咽鼓管圆枕、翼内板；后界至咽颅底筋膜；前界至鼻腔和筛窦；用于处理 rT_1 期和局限于上述中线区 rT_3 期的复发性鼻咽癌。Ⅱ 型内镜下鼻咽癌切除术最大切除范围：在 Ⅰ 型的基础上向旁中线扩展，包含咽鼓管软骨段、咽旁间隙；外侧界至斜坡段和破裂孔段颈内动脉、翼外板；后界至头长肌；上界和下界同 Ⅰ 型手术；用于 rT_2 期复发性鼻咽癌的切除。Ⅲ 型内镜下鼻咽癌切除术最大切除范围：在 Ⅱ 型的基础上继续向外侧扩展，包括眼眶及眶上裂，海绵窦、颞下窝和颅中窝底（硬膜外）、脑神经（颅外段）；外侧至咽鼓管骨性段，翼外肌外侧、腮腺；后至颈椎；用于 rT_3 期和 rT_4 期（颅外）复发性鼻咽癌的切除。Ⅳ 型内镜下鼻咽癌切除术最大切除范围：在 Ⅲ 型的基础上切除斜坡段、破裂孔段、岩骨段或咽旁段颈内动脉；包括切除侵犯颅内的病变；用于 rT_4 期已经侵犯颈内动脉或颅内复发性鼻咽癌切除。复旦大学附属眼耳鼻喉科医院鼻颅底外科团队将上述 4 型内镜下鼻咽癌切除术应用于复发性鼻咽癌患者的外科治疗，分析了 2016－2019 年在 101 例复发性鼻咽癌患者中的应用，结果显示 2 年总体生存率达到 76.2%。其中 rT_1、rT_2、rT_3 和 rT_4 的 2 年总体生存率分别为 87.6%，100%，70.4% 和 67.5%。Ⅰ、Ⅱ、Ⅲ 和 Ⅳ 型手术 2 年总体生存率分别为 79.8%、100%、68.0% 和 100%。

复旦大学附属眼耳鼻喉科医院鼻颅底外科团队自 2006 年始开展复发性鼻咽癌的内镜手术，以提高患者生存率和生活质量为目标。鼻颅底外科团队核心成员由耳鼻喉科、神经外科和介入科医师共同组成，拥有一支国内领先、国际一流的专家队伍，在复发性鼻咽癌的外科治疗方面达到了高度协作状态。

二、鼻咽癌外科解剖室及器械

（一）鼻咽癌外科解剖室

鼻咽癌外科解剖室可以为外科医师提供学习解剖的场所，解剖训练可以提高外科医师的手术技巧。目前人体许多器官的解剖和功能仍有许多未解之谜，外科医师保持学习解剖的习惯十分重要，因为观察和研究人体的形态与构造，理解人体结构的功能含义，对于临床手术的改进及发展非常有益。开展内镜鼻咽癌外科手术，必须具备扎实的鼻颅底解剖知识。通过严格的鼻颅底解剖训练，反复的操作和观摩，才能在手术室中得心应手，并开拓创新手术入路。

鼻咽癌外科解剖室或称鼻咽癌外科实验室，主要用于从事与鼻颅底外科手术入路有关的内镜解剖和显微解剖工作。首先，解剖室因存放许多标本，所以应该宽敞明亮，以保证解剖人员保持愉悦的心情，远离压抑、恐惧等不良情绪。其次，解剖室存储有许多防腐剂，如多聚甲醛、乙醇等，所以应该具有良好的通风设备，防止解剖人员误吸有害气体而导致慢性中毒。再次，解剖室因存放乙醇等，应远离火源，保证解剖人员的生命安全。此外，解剖室应配备有更衣室、教室、标本准备间、标本储藏室及污物处理间等。

（二）鼻咽癌外科器械

鼻咽癌解剖室内应备有鼻内镜、鼻颅底手术器械、鼻颅底动力系统、高速磨钻、电动吸引器、解剖台、尸头固定架等及普通手术器械和输液架、冲洗桶、污物桶等。

1.鼻内镜摄像系统　鼻内镜摄像系统相当于人的眼睛，在手术和解剖中至关重要。在鼻咽癌手术中使用内镜具有显著优势，内镜不仅为术者提供更广阔的视野，还能明显改善手术区域的照明强度，从而更清晰地显示深层组织结构。此外，通过 HOPKINS® 柱状透镜可放大观察重要区域，并在目视控制下实施手术操作。临床上常用的内镜有 0°、30°和 70°3 种，直径 4.0mm，镜身长 180mm，这种内镜视野大,亮度好。儿童可用直径2.7mm内镜。同时应备有冷光源和光源导线。4K 高分辨率显示技术和 3D 内镜技术的推广更显著提升了医用图像质量。当前的鼻内镜系统将内镜、显示系统和电脑工作站融为一体。通过显像系统的信号将内镜影像输入电脑进行数字化处理，实时显示图像，并可进行图像冻结、采集、存储。图 1-1 为 KARL STORZ 公司推出的新一代 4K 高分辨率鼻内镜系统。针对耳鼻喉科的特点进行设计，并且支持所有诊断和手术应用。

2.3D 高清内镜系统　3D 鼻内镜较 2D 鼻内镜的最大优势是可以提供三维显示，带来更加真实和舒适的立体显示，对于复杂的颅底解剖训练和临床手术具有重要意义。图 1-2 为 KARL STORZ 公司推出的 IMAGE1 S™3D 内镜。

3.图像信息处理系统　图像信息处理系统必须能够同时采集并处理静态图像（拍照）和动态图像（录像）。支持高清或超清内镜影像的数字化采集、传输、处理、存储。图 1-3 为 KARL STORZ 公司推出的 AIDA 图像信息处理系统。

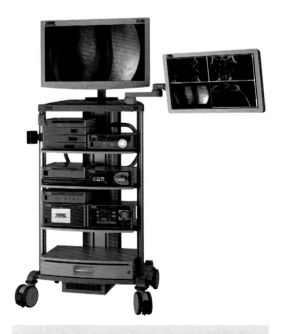

图1-1　KARL STORZ 4K 高分辨率鼻内镜系统

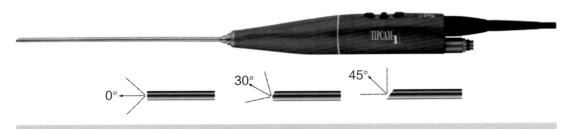

图1-2 IMAGE1 S™ 3D 内镜（直径4mm）

4. 内镜固定臂　内镜固定臂可以提供稳定持镜状态，从而保持稳定的内镜画面，同时解放主刀或助手一只持镜手臂，让主刀或助手更专注于手术或解剖。在解剖室，内镜固定臂使解剖人员在没有助手的情况下完成双手操作，从而提高解剖效率。图1-4为KARL STORZ公司推出的VERSACRANE™ Holding Arm 内镜固定系统。

5. 鼻颅底解剖器械

（1）普通外科手术器械：主要包括手术刀柄和刀片，剥离子，各种类型的止血钳（直、弯、蚊式），剪刀（直、弯、长式），镊子（显微枪状镊、有齿镊、无齿镊），持针器，开口器，乳突拉钩，吸引器（大、中、小），脑压板（宽、中、窄），骨凿。

（2）鼻颅底手术器械：主要包括0°、45°和90°筛窦钳，各种角度的剪刀、咬切钳和咬骨钳，以及各种不同角度的吸引器、剥离子。

由于鼻颅底手术器械多属于高度精密仪器设备，许多部件材质特殊、结构复杂、造价高、使用周转频繁、使用后清洗困难、消毒灭菌难度大。因此，在使用时应注意保护，动作轻柔。解剖过程中，被污液或组织污染，应适当擦拭，并及时冲洗，彻

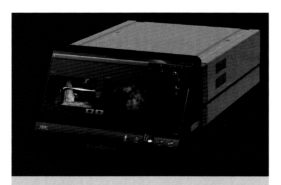

图1-3 KARL STORZ AIDA 图像信息处理系统

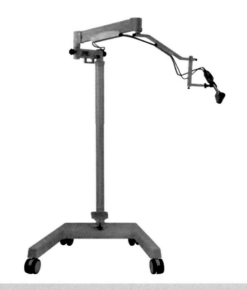

图1-4 VERSACRANE™ Holding Arm 内镜固定系统

底冲洗可有效去除器械的节点和缝隙处的组织及其他污染物。使用完毕后应认真清洗、消毒和保养。一把好的手术器械使用和维护恰当可以使用 10 年，保护手术器械能延长其使用寿命，为科室、医院节省开支。

KARL STORZ 公司鼻颅底手术器械具有敏锐、耐用、精密的特点，可满足鼻颅底外科医师的要求。多种形状、多种钳芯配置和低边钳口，可轻松进入颅底缝隙中。坚固的不锈钢造型使手与器械的运动合一。舒适而人性化的手柄设计，降低了术者因长时间手术造成的疲劳度。图 1-5 为 KARL STORZ 公司推出的鼻颅底常用的咬骨钳。

6. 手术动力系统　手术动力系统可以极大提高鼻颅底手术的效率，主要包括切割系统和磨钻系统。

（1）切割系统：主要是切割吸引器。切割吸引器连接负压吸引器，在吸引病变组织的同时，刀头进行往返切割，达到清除病变组织的目的。其直接作用于病灶组织，操作精准，时间短。注水泵带来的水流及时冲走刀头中的病变组织，避免了因堵塞操作手柄而带来的麻烦。图 1-6 为美敦力新一代 M5 切割吸引器。

（2）磨钻系统：包括各种类型的磨钻。鼻颅底包含复杂的骨质结构，如想显露病变组织，需要去除阻挡的骨质。所以磨钻系统是鼻颅底手术必不可少的设备。优良的磨钻需具备以下几个特征：①转速高、扭矩强，以便快速去除骨质；②体积小、重量轻、长时间运行不发热，以便外科医师长时间工作而不感到疲惫；③具备可调速的冲水系统，以便及时去除骨粉，保持视野清晰；④噪声低，避免外科医师受到干扰或产生不良情绪；⑤运行平稳、无抖动，这对深部颅底手术更有意义。图 1-7 为美敦力公司最近推出的 stylus 颅底钻。

7. 影像导航系统　影像导航系统主要用于术中实时导航，也常用于解剖演示。图 1-8 为美敦力 StealthStation 影像导航系统，可提供术前计划、术中影像、神经监护、导航定位、手术工具及术后确认一系列的手术整体解决方案，为鼻颅底外科手术保驾护航。

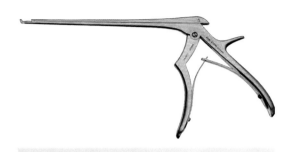

图 1-5　咬骨钳

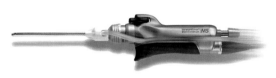

图 1-6　美敦力 M5 切割吸引器

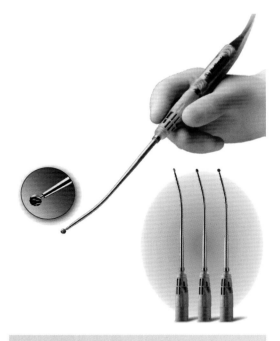

图 1-7　美敦力 stylus 颅底钻

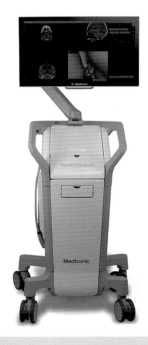

图 1-8　美敦力 StealthStation 影像导航系统

第 2 章

内镜鼻腔、鼻窦解剖基础

一、鼻腔解剖

（一）鼻腔

鼻腔为一顶窄底宽的狭长腔隙，前起于前鼻孔，后止于后鼻孔，与鼻咽部相通。鼻腔被鼻中隔分隔为左、右两侧，每侧鼻腔包括鼻前庭和固有鼻腔两部分。鼻前庭是鼻腔最前面的部分，由软骨包绕。鼻前庭内衬有皮肤、毛囊和大量皮脂腺。鼻阈是鼻前庭的皮肤与固有鼻腔之黏膜交界处的弧形隆起。固有鼻腔通常称为鼻腔，有内、外、顶、底四壁。

1. 内壁　即鼻中隔。鼻中隔的骨架由鼻中隔软骨、筛骨正中板（又称筛骨垂直板）及犁骨组成。骨架外覆软骨膜和骨膜，最外层为黏膜。鼻中隔前下部黏膜内血管丰富，由鼻腭、筛前、上唇及腭大动脉的分支密切吻合形成毛细血管网，称为利特尔区（Little's area）。此处黏膜较薄，血管表浅，黏膜与软骨膜相接紧密，血管破裂后不易收缩，且位置又靠前，易受外界

刺激，是鼻出血最易发生的部位。

2. 外壁　鼻腔外壁表现极不规则，有突出于鼻腔的 3 个骨质鼻甲，分别称上、中、下鼻甲。各鼻甲下方的空隙称为鼻道，即上、中、下鼻道。各鼻甲内侧面和鼻中隔之间的空隙称为总鼻道。上、中两鼻甲与鼻中隔之间的腔隙称嗅裂或嗅沟。

（1）上鼻甲和最上鼻甲：上鼻甲位于鼻腔外壁的后上部，部分人的上鼻甲后上内侧有最上鼻甲。上鼻甲后上方为蝶筛隐窝，蝶窦开口于此。因此处紧挨鼻中隔，空间狭窄，故鼻腔检查时需外移中鼻甲才能窥见。

（2）上鼻道：后组筛窦开口于上鼻道。

（3）中鼻甲：属筛骨结构，前段垂直向下，后段的游离缘逐渐外卷，几乎与鼻腔底平行。从形态上亦可将中鼻甲分为垂直部和水平部：垂直部悬挂在鼻腔外侧壁中部，上起前颅底筛板，下至鼻腔中部，可在前鼻镜下观察；水平部附丽于筛骨主体，是筛窦上界和前颅底

的重要标志。水平部前段附丽于筛板外缘和筛顶内缘之间的连接处,该处筛板有诸多小孔,为嗅神经所穿过,是鼻腔手术易损伤的部位;水平部向后(即后段)逐渐下降,位于筛窦下方,向外延续到中鼻甲基板,该基板横贯筛窦,止于纸样板,成为前、后组筛窦气房的骨性间隔,其前下为前组筛窦,后上为后组筛窦。中鼻甲前端外上方的鼻腔侧壁有小丘状隆起称为鼻丘,是三叉神经、嗅神经所形成的丰富的反射区。中鼻甲腋为中鼻甲前端位于鼻腔外侧壁的附着处。

(4)中鼻道:中鼻道外壁上有两个隆起,后上方为筛泡,前下方为钩突。筛泡与钩突之间为半月裂,为一半月形裂隙,半月裂通过筛漏斗通向上颌窦。

(5)下鼻甲:为一独立骨片,附着于上颌骨和腭骨内壁,前端距前鼻孔约2cm,后端距咽鼓管口约1cm,为鼻甲中最大者,约与鼻底同长,故下鼻甲肿大时易导致鼻塞或影响咽鼓管的通气引流。

(6)下鼻道:下鼻道前上方有鼻泪管开口。下鼻道后穹窿常有鼻后外侧动脉的下鼻甲支越过,是下鼻道出血的好发部位。

3.顶壁 鼻腔顶壁前部为额骨鼻突及鼻骨,中部为筛骨水平板,向后延续为蝶骨平台。需要注意的是,筛骨水平板薄而脆,并有许多细孔,呈筛状,嗅神经经此穿过进入颅前窝,是脑脊液鼻漏的好发部位。

4.底壁 前3/4由上颌骨腭突构成,后1/4由腭骨水平部构成,两侧部于中线相接,形成上颌骨鼻嵴,与犁骨下缘相接。底壁前方近鼻中隔处,两侧各有一切牙管开口,腭大动、静脉及腭前神经由此通过。

(二)鼻腔黏膜

按其组织学构造和生理功能的不同,分为嗅区黏膜和呼吸区黏膜两部分。

1.嗅区黏膜 分布于上鼻甲和部分中鼻甲内侧面及相对应的鼻中隔部分,为假复层无纤毛柱状上皮,由嗅细胞、支持细胞、基底细胞组成。其固有层内含分泌浆液的嗅腺,以溶解有气味物质微粒,产生嗅觉。嗅细胞为双极神经细胞,其中央轴突汇集多数嗅细胞嗅丝,穿过筛板达嗅球,周围轴突突出上皮表面,成为细长的嗅毛。

2.呼吸区黏膜 除嗅区外,鼻腔各处均由呼吸区黏膜覆盖,该区黏膜属复层或假复层柱状纤毛上皮,其纤毛的运动主要由前向后朝向鼻咽部。黏膜内含有丰富的浆液腺、黏液腺和杯状细胞,能产生大量分泌物,使黏膜表面覆有一层随纤毛运动不断向后移动的黏液毯(mucous blanket)。黏膜内有丰富的静脉丛,构成海绵状组织,具有灵活的舒缩性,能迅速改变其充血状态,是调节空气温度与湿度的主要部分。下鼻甲上的黏膜最厚,对鼻腔的生理功能很重要,故手术时不宜过多去除。

鼻腔解剖见图2-1～图2-8。

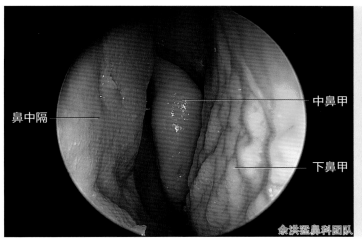

图 2-1　左鼻腔

中鼻甲（middle nasal concha）：向前和向后附着于鼻腔外侧壁，向上垂直附着于筛板外缘颅底处。上方附着呈近中线的矢状位，后方附着几乎呈水平位，通过中鼻甲基底板附着于眶内侧壁。中鼻甲最前方与鼻丘气房融合后向下形成中鼻甲腋。中鼻甲后方附着于纸样板和（或）上颌骨内侧壁，上方的附着与筛板外侧基板延续

图中标注：鼻中隔、中鼻甲、下鼻甲

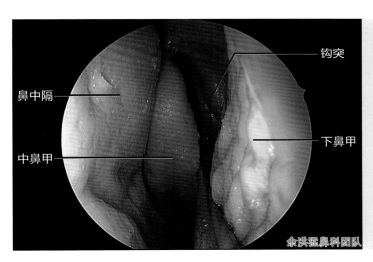

图 2-2　左侧中鼻道（1）

将中鼻甲向内侧推移，显露中鼻道及其内容物。中鼻道（middle nasal meatus）：鼻腔内中鼻甲与下鼻甲之间的间隙，前组筛窦、额窦和上颌窦引流至中鼻道

图中标注：鼻中隔、中鼻甲、钩突、下鼻甲

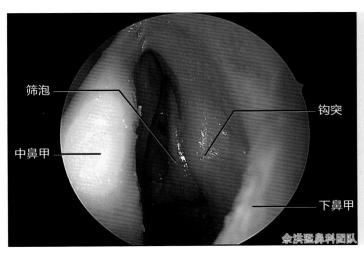

图 2-3　左侧中鼻道（2）

中鼻道外壁上有两个隆起：后上方为筛泡，前下方为钩突。筛泡与钩突之间为半月裂，为一半月形裂隙，半月裂通过筛漏斗通向上颌窦

图中标注：筛泡、中鼻甲、钩突、下鼻甲

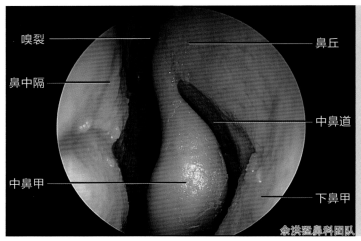

图2-4 左侧嗅裂

嗅裂（olfactory cleft）：嗅裂位于鼻腔的上部，是嗅觉上皮细胞主要分布区域。嗅裂区变化比较大，上界是筛板，内侧是中隔上部，外侧为中鼻甲上部和上鼻甲内侧面。嗅凹，又称嗅窝（olfactory fossa）：嗅凹包含嗅球和嗅束，下界是筛板，外侧是筛骨水平板（筛板）的外侧板，内侧是鸡冠

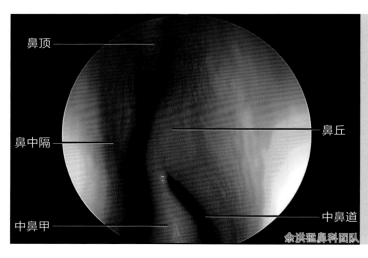

图2-5 左侧鼻顶

鼻腔顶壁前部为额骨鼻突及鼻骨。鼻腔顶空间狭小，有筛前动脉分支血管分布，黏膜较薄，是鼻出血的好发部位之一

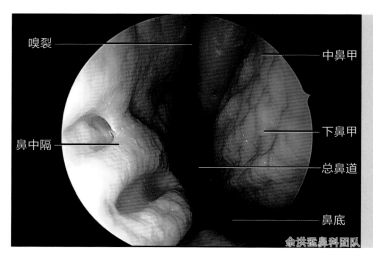

图2-6 左侧总鼻道

总鼻道：上、中、下鼻甲与鼻中隔之间的腔隙

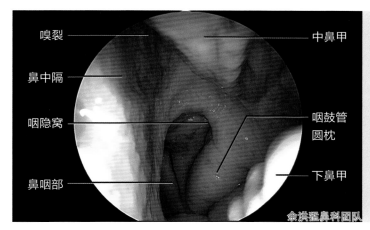

图 2-7　左侧后鼻孔

后鼻孔：为鼻腔后方的开口，左右各一，向后通鼻咽腔

嗅裂　中鼻甲　鼻中隔　咽隐窝　咽鼓管圆枕　鼻咽部　下鼻甲

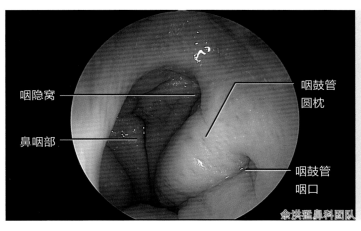

图 2-8　鼻咽部左侧

鼻咽（nasopharynx）：指腭帆平面以上的部分，向前经后鼻孔通鼻腔。在其侧壁正对下鼻甲后方，有一咽鼓管咽口，通中耳鼓室。在咽鼓管咽口前、上、后方有弧形的隆起称咽鼓管圆枕。咽鼓管圆枕的后方与咽后壁之间的纵形深窝，称咽隐窝，是鼻咽癌的好发部位

咽隐窝　咽鼓管圆枕　鼻咽部　咽鼓管咽口

二、钩突切除

见图 2-9 ～图 2-15。

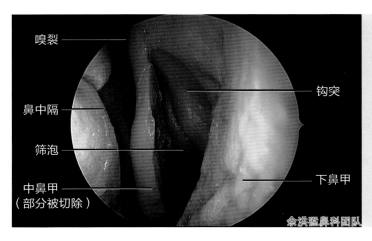

图 2-9　左侧中鼻甲部分切除

为了充分显露中鼻道，在矢状位上切除部分中鼻甲。在实际手术中，如果中鼻甲过度气化，可按此方法切除；如中鼻甲未过度气化，不需要实施此步骤

嗅裂　钩突　鼻中隔　筛泡　下鼻甲　中鼻甲（部分被切除）

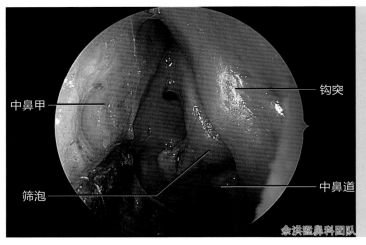

中鼻甲

筛泡

钩突

中鼻道

图 2-10 左侧中鼻道

中鼻甲部分切除后,将中鼻甲向内侧推移,可以更清楚地显露中鼻道及其内容物

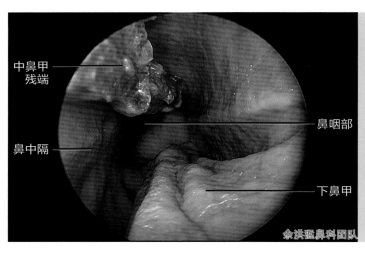

中鼻甲残端

鼻中隔

鼻咽部

下鼻甲

图 2-11 左侧中鼻甲后端

中鼻甲后方附着于纸样板和(或)上颌骨内侧壁,其外侧为蝶腭孔所在区域。下鼻甲后方指向了咽鼓管咽口。上鼻甲后内侧上方为蝶窦自然开口

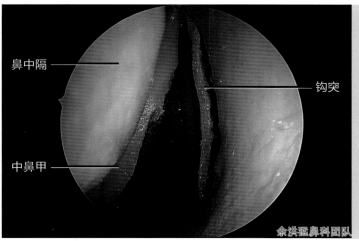

鼻中隔

钩突

中鼻甲

图 2-12 左侧钩突切除(1)

钩突是一薄的镰刀形骨质结构,几乎呈前上至后下的矢状位走向。其后缘游离,呈凹形,与筛泡的前壁平行。钩突后下方与腭骨垂直板和下鼻甲筛突连接。钩突前方附着于泪骨,在矢状位上,其前上方可能同时附着于鼻丘气房内侧面和中鼻甲。钩突上端附着的位置变异较多,常见附着部位有:纸样板、颅底或中鼻甲

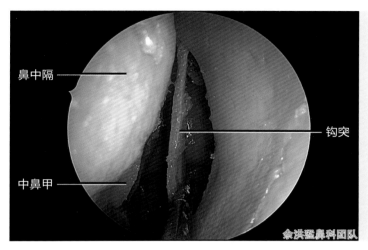

鼻中隔

钩突

中鼻甲

图 2-13　左侧钩突切除（2）

以钩突刀或弯剥离子，触探辨认钩突前缘与鼻腔外侧壁相交处，然后从钩突前缘的中部刺穿钩突，自钩突中部向下、向后切开钩突的下端，向上、向内切开钩突的上端。最后咬切钳咬切钩突上、下端。然后取下钩突

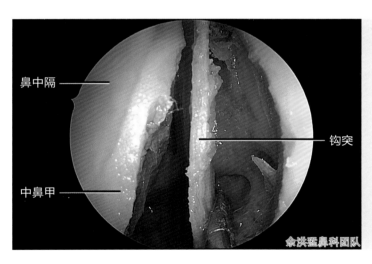

鼻中隔

钩突

中鼻甲

图 2-14　左侧钩突切除（3）

切开钩突后，将钩突内移

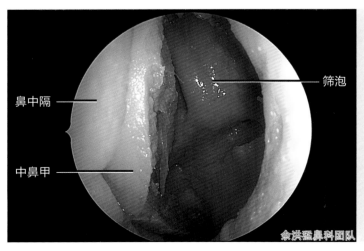

鼻中隔

筛泡

中鼻甲

图 2-15　左侧钩突切除（4）

切除钩突后，显露筛泡

三、额窦开放

见图 2-16 ～图 2-19。

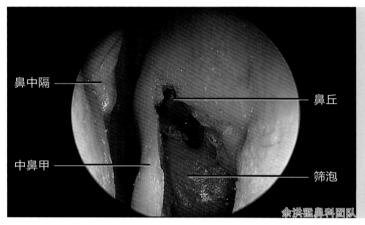

鼻中隔

鼻丘

中鼻甲

筛泡

图 2-16　左侧鼻丘气房

去除钩突后，可以看到鼻丘气房。鼻丘（agger nasi，AN）：是筛骨最前方的结构，检查鼻腔时可见在中鼻甲附着处前方鼻腔外侧壁上小的隆起

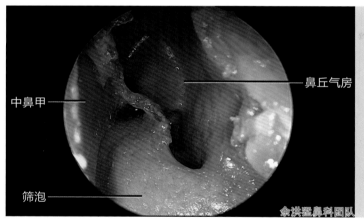

鼻丘气房

中鼻甲

筛泡

图 2-17　左侧鼻丘气房近观

鼻丘的气化程度变异较大，取决于评估的方法；文献中报道的变异率为 70% ～ 90%。较大的鼻丘气房会使额隐窝狭窄，向后和（或）向外邻近鼻泪管或直接使泪骨气化。鼻丘气房如果存在，是在矢状位和冠状位 CT 上看到的第一个气房，位于泪骨后方，钩突游离缘的前方

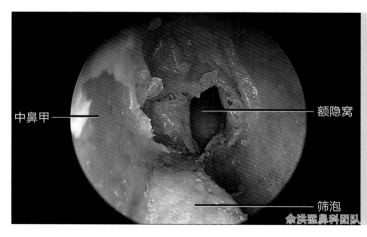

额隐窝

中鼻甲

筛泡

图 2-18　左侧额隐窝

额隐窝（frontal recess）：在鼻窦CT 矢状位上最易界定额窦开口，额窦和额隐窝形似沙漏，其中最狭窄的部位是额窦开口。额隐窝后界为筛泡的前壁（如果筛泡气化至颅底），前下界为鼻丘，外侧界为纸样板，如果存在筛漏斗终末隐窝，则其将构成额隐窝的下界。如果钩突附着于颅底或转向内，则额隐窝直接开口于筛漏斗

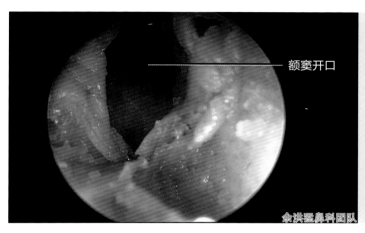

图 2-19　左侧额窦

利用"窦口"来描述额窦开口是不准确的，因为"窦口"指的是一个二维结构。鼻内镜检查时，大多数情况下在钩突附着的内侧进入额窦。鼻丘、筛泡或筛漏斗的终末隐窝可气化进入额隐窝。如果上述气房没有气化至额窦则称之为前筛气房；如果气房已气化至额窦则称之为额筛气房

四、前组筛窦开放

见图 2-20 ～图 2-25。

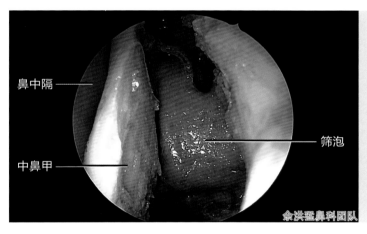

图 2-20　左侧筛泡

筛泡（ethmoidal bulla，EB）是最大的前筛气房，由第二筛甲的基板气化而来，筛泡有多种变异，其中最常见的是经单个气房开口于上半月裂或筛泡后隐窝。筛泡可有多个气房伴有多个开口，其中一个气房几乎总是开口于上半月裂（98.4%），少数开口于筛漏斗（约3%）

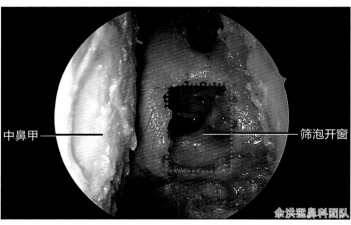

图 2-21　左侧筛泡前壁切除

在标本上去除筛泡前壁，是为了观察筛泡的引流通道

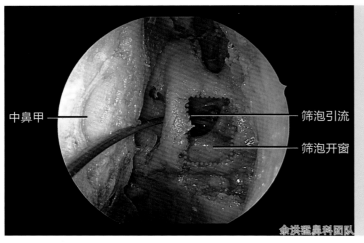

中鼻甲

筛泡引流

筛泡开窗

图 2-22　左侧筛泡引流

筛泡的引流为上半月裂，即图中探针所处的位置。上半月裂［hiatus semilunaris（superior）］指一个新月形的裂隙，位于筛泡后壁和中鼻甲基底板之间。下半月裂［hiatus semilunaris（inferior）］：指钩突后缘与筛泡前缘间二维平面。通常所称的半月裂为下半月裂

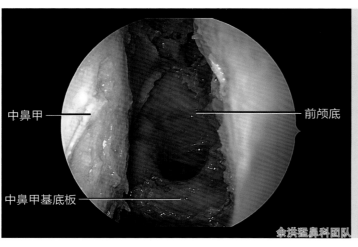

中鼻甲

前颅底

中鼻甲基底板

图 2-23　左侧筛泡切除

切除筛泡后，显露中鼻甲基底板。基底板：每个鼻甲都有其基底板。反映了它们的发生学。中鼻甲基底板是筛鼻甲骨的第 3 个基底板。筛鼻甲在胚胎发育第 9～10 周出现，表现为正在发育的鼻腔外侧壁上的多个皱褶

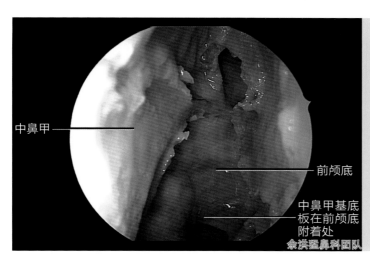

中鼻甲

前颅底

中鼻甲基底板在前颅底附着处

图 2-24　中鼻甲基板上端

第一筛鼻甲发育成鼻丘和钩突。第二筛鼻甲发育成筛泡。第三筛鼻甲发育成中鼻甲基底板。第四筛鼻甲发育成上鼻甲。第五筛鼻甲发育成最上鼻甲（如果存在）

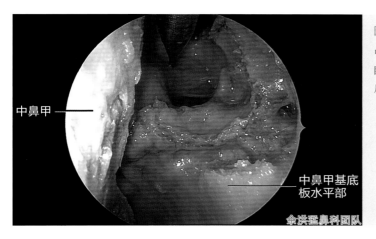

图 2-25　中鼻甲基底板下端
中鼻甲通过中鼻甲基底板附着于眶内侧壁。中鼻甲基底板将筛气房和隐窝分隔为前、后组筛窦

中鼻甲

中鼻甲基底板水平部

五、后组筛窦开放

见图 2-26～图 2-31。

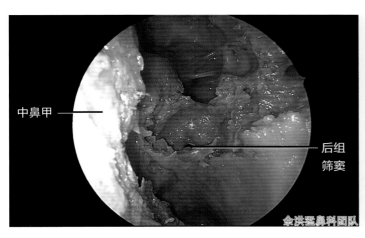

图 2-26　左侧后组筛窦开放（1）
自中鼻甲基底板垂直板与水平板拐角处靠近内侧的位置打开进入上鼻道，然后开放后组筛窦气房

中鼻甲

后组筛窦

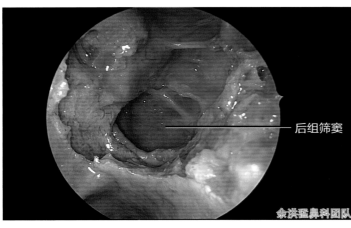

图 2-27　左侧后组筛窦开放（2）
进一步开放后组筛窦气房。后组筛窦气房引流至上鼻道

后组筛窦

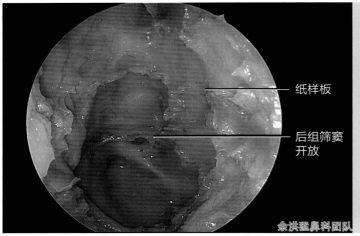

图 2-28　左侧后组筛窦开放（3）

充分开放后组筛窦气房。开放后组筛窦气房需注意 Onodi 气房的可能，Onodi 气房又称蝶上筛房，视神经走行于其外侧壁形成视神经管隆突，需仔细辨认，避免损伤

纸样板

后组筛窦开放

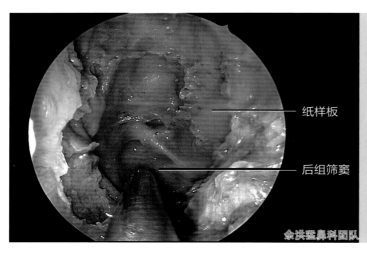

图 2-29　左侧后组筛窦开放（4）

探针所指处为后组筛窦

纸样板

后组筛窦

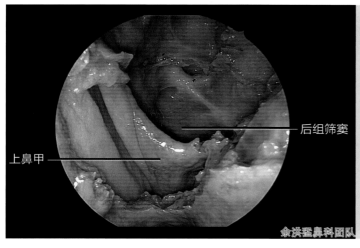

图 2-30　左侧上鼻甲（1）

显露上鼻甲

后组筛窦

上鼻甲

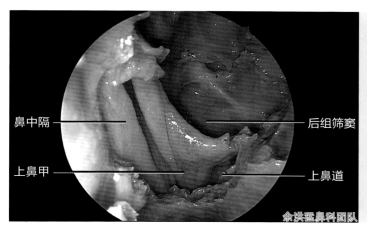

图 2-31　左侧上鼻甲（2）

上鼻甲是定位蝶窦的重要标志。蝶筛隐窝：位于蝶窦前壁的前方及筛窦最上鼻甲的内侧。绝大部分蝶窦的自然口开口于最上鼻甲水平，也有少数例外。83% 的蝶窦自然口开口于最上鼻甲后端的内侧，17% 位于外侧。在活体中，由于表面附着黏膜，骨性开口比自然开口略大

六、蝶窦开放

见图 2-32 ～ 图 2-34。

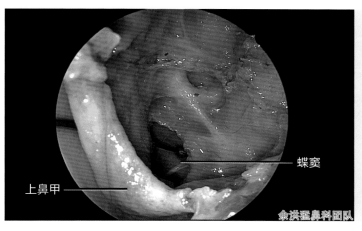

图 2-32　左侧蝶窦开放（1）

在上鼻甲后内方打开蝶窦

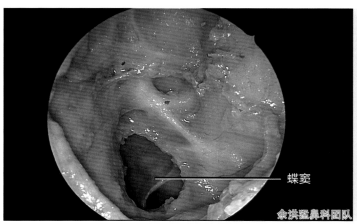

图 2-33　左侧蝶窦开放（2）

扩大开放蝶窦。由于蝶窦口下方有鼻后中隔动脉穿过，向下方扩大蝶窦口时需注意止血或对血管进行分离和保护

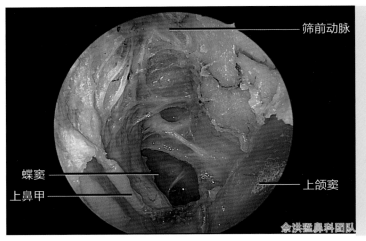

筛前动脉

蝶窦

上鼻甲

上颌窦

余洪猛鼻科团队

图2-34 左侧全组鼻窦开放

至此，完成了左侧全组鼻窦开放

第 3 章　Ⅰ型鼻咽癌切除解剖

一、Ⅰ型鼻咽癌切除概述

（一）切除范围

Ⅰ型鼻咽癌切除术（图 3-1）最大切除范围为：上界至蝶骨平台水平；下界至硬腭平面；外侧界至斜坡段颈内动脉（internal carotid artery，ICA）内侧、咽鼓管圆枕、翼内板；后界至咽颅底筋膜；前界至鼻腔和筛窦。

（二）适应证

用于处理 rT$_1$ 期和局限于上述中线区 rT$_3$ 期的复发性鼻咽癌。

（三）手术步骤

1. 经单鼻孔或双鼻孔径路，开放双侧蝶窦，去除蝶窦间隔，去除鼻中隔后端，磨除蝶窦底，将蝶窦与鼻咽部轮廓化。

2. 获取足够的安全边缘，完整切除肿瘤及其周围可疑组织：上方至蝶骨平台水平；下方至硬腭平面；外侧界至蝶窦外侧

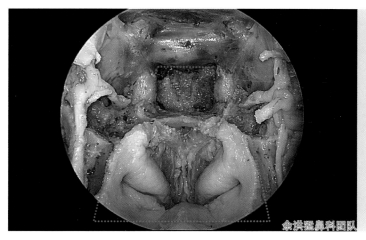

图 3-1　Ⅰ型鼻咽癌切除手术（冠状位）

Ⅰ型鼻咽癌切除术外侧界为蝶窦外侧壁、咽鼓管圆枕、翼内板。强化记忆：翼内板和翼外板是鼻咽癌手术分型的重要骨性结构。Ⅰ型为翼内板以内；Ⅱ型为翼外板以内；Ⅲ型为翼外板以外；Ⅳ型为颈内动脉切除和（或）颅内肿瘤切除。红色虚线为Ⅰ型鼻咽癌切除范围

余洪猛鼻科团队

壁、咽鼓管圆枕、翼内板；后至头长肌（或咽颅底筋膜）；向前至鼻腔和筛窦。肿瘤向下侵犯至口咽后壁的病变，内镜经鼻联合经口的手术径路对肿瘤进行完整切除。

（四）颅底重建

Ⅰ型鼻咽癌切除术可以不进行鼻咽鼻颅底的重建。

二、Ⅰ型鼻咽癌切除解剖操作

1. 鼻咽后壁切除 鼻咽后壁自前向后有鼻咽黏膜层、咽缩肌层（咽颅底筋膜）、头长肌前筋膜、椎前肌（图3-2～图3-10）。

（1）鼻咽后壁第一层解剖结构：鼻咽后壁黏膜。

（2）黏膜下为第二层解剖结构：咽缩肌层。这一层实际上包含着咽上缩肌和封套于其表面的颊咽筋膜，在咽上缩肌上部近颅底处移行为咽颅底筋膜。

（3）咽上缩肌向后分离显露第三层解剖结构：头长肌表面的头长肌前筋膜。头长肌筋膜是封套头长肌的较厚实筋膜，向两侧延伸为茎突咽筋膜。

（4）分离头长肌前筋膜后即可显露第四层解剖结构：头长肌。

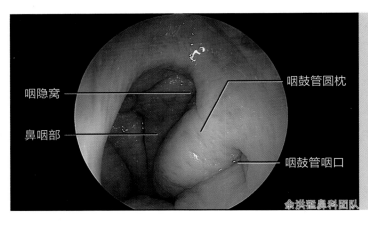

图3-2　鼻咽部左侧
鼻咽：上起颅底，下至软腭平面，是鼻后部的直接延续，向前经后鼻孔通向鼻腔。鼻咽后部黏膜内有丰富的淋巴组织，称腺样体或增殖体。约在下鼻甲后方1cm处，咽侧壁上有咽鼓管咽口，经咽鼓管通向中耳鼓室。在咽鼓管口的前、上、后方明显隆起，称为咽鼓管圆枕。圆枕后方与咽后壁之间有一纵行的隐窝，为咽隐窝

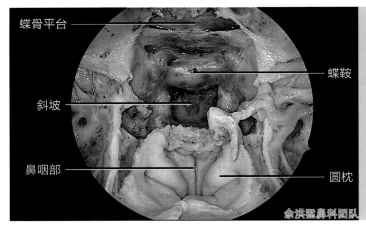

图3-3　鼻咽及周围解剖
蝶窦位于鼻咽顶上方，如肿瘤侵犯鼻腔鼻窦，可先完成双侧鼻腔鼻窦开放术。将双侧蝶窦轮廓化，切除鼻中隔后端，使蝶窦与鼻咽部贯通

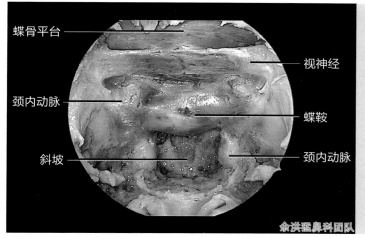

蝶骨平台 —— 视神经
颈内动脉 —— 蝶鞍
斜坡 —— 颈内动脉

余洪猛鼻科团队

图 3-4 蝶窦轮廓化

理想的蝶窦轮廓化，需清楚显示双侧颈内动脉、视神经管、蝶鞍

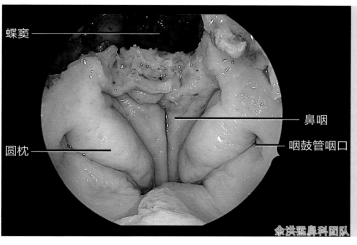

蝶窦
圆枕 —— 鼻咽
咽鼓管咽口

余洪猛鼻科团队

图 3-5 鼻咽部

完成蝶窦轮廓化后，准备行鼻咽后壁切除。鼻咽后壁第一层为黏膜层。鼻咽癌可发生于咽隐窝和鼻咽顶部，表现为黏膜粗糙、溃烂，咽隐窝变浅，局部隆起或菜花状肿块。咽囊炎者可见到咽囊窝内有脓性分泌物，周围黏膜充血、肥厚，若该处呈半球状隆起，应考虑咽囊囊肿。鼻咽部也可发生脊索瘤和畸胎瘤等少见肿瘤

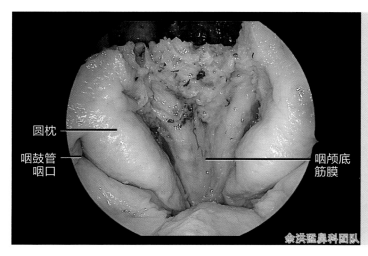

圆枕
咽鼓管咽口 —— 咽颅底筋膜

余洪猛鼻科团队

图 3-6 咽颅底筋膜

咽颅底筋膜上方附着于颅底（枕骨咽结节和岩尖），向下延续为咽上缩肌，两侧的前方至翼内板，中线处附着于致密的前纵韧带。咽颅底筋膜于侧方缺失，咽鼓管、腭帆张肌和腭帆提肌在筋膜缺失处穿过。而颊咽筋膜则是封套着咽上缩肌的薄层筋膜。在咽结节处咽颅底筋膜、颊咽筋膜、头长肌前筋膜相融合

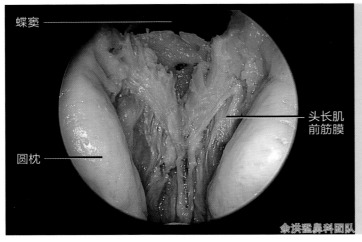

蝶窦

头长肌前筋膜

圆枕

图 3-7 头长肌前筋膜

头长肌筋膜是封套头长肌的较厚实筋膜，向两侧延伸为茎突咽筋膜

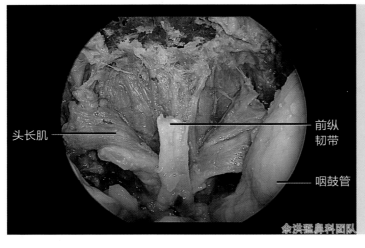

头长肌

前纵韧带

咽鼓管

图 3-8 头长肌

头长肌上方附着于枕骨基底部，向下附着于第 3 ～ 5 颈椎横突。头长肌的主要功能是为上颈段提供屈曲运动能力、稳定性和侧屈运动

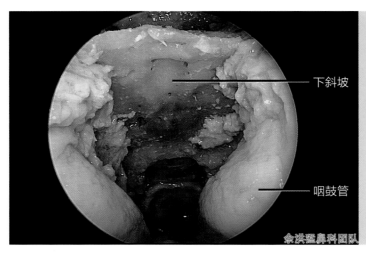

下斜坡

咽鼓管

图 3-9 下斜坡

斜坡可分为上、中、下三个部分：①上斜坡：从后床突水平到鞍底水平；②中斜坡：从鞍底水平到蝶窦底水平；③下斜坡：从蝶窦底水平到枕骨大孔水平

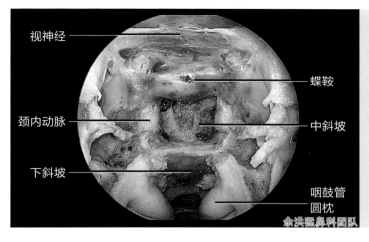

图 3-10　鼻咽后壁解剖

图示鼻咽后壁解剖。在Ⅰ型鼻咽癌切除中，根据病变范围，多数向后仅需要切至咽颅底筋膜，少数情况下需要切至头长肌

视神经　蝶鞍　颈内动脉　中斜坡　下斜坡　咽鼓管圆枕　余洪猛鼻科团队

2. 鼻咽侧壁切除 （图 3-11 ～图 3-26）

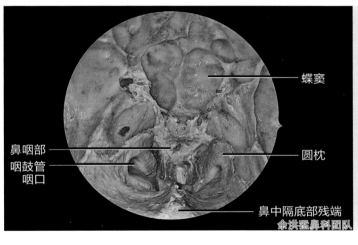

图 3-11　全组鼻窦开放

按前述方法，完成全组鼻窦开放，去除鼻中隔后端

蝶窦　鼻咽部咽鼓管咽口　圆枕　鼻中隔底部残端　余洪猛鼻科团队

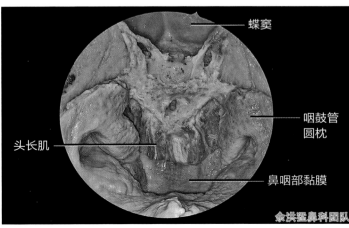

图 3-12　鼻咽后壁切除

按前述方法，切除鼻咽后壁至咽颅底筋膜

蝶窦　咽鼓管圆枕　头长肌　鼻咽部黏膜　余洪猛鼻科团队

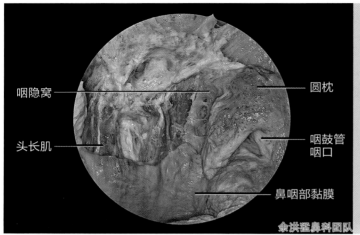

图 3-13 咽隐窝

45°镜显露鼻咽侧壁。鼻咽侧壁有一咽鼓管咽口，通向中耳鼓室。在咽鼓管咽口前、上、后方有弧形隆起称咽鼓管圆枕。咽鼓管圆枕的后方与咽后壁之间的纵形深窝称咽隐窝，是鼻咽癌的好发部位

咽隐窝

头长肌

圆枕

咽鼓管咽口

鼻咽部黏膜

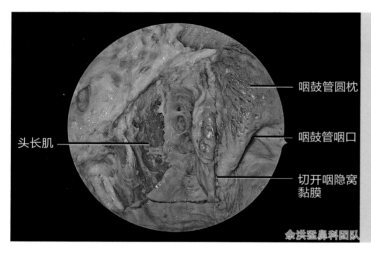

图 3-14 切开咽隐窝黏膜

定位咽隐窝，切开咽隐窝黏膜

头长肌

咽鼓管圆枕

咽鼓管咽口

切开咽隐窝黏膜

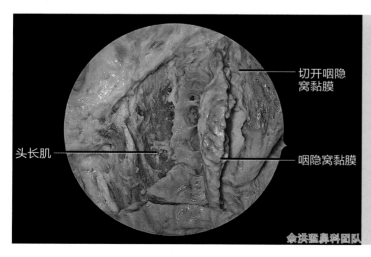

图 3-15 分离咽隐窝黏膜

术中可以使用等离子刀边分离边止血

切开咽隐窝黏膜

头长肌

咽隐窝黏膜

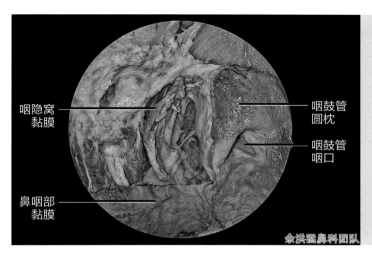

咽隐窝黏膜

咽鼓管圆枕

咽鼓管咽口

鼻咽部黏膜

余洪猛鼻科团队

图 3-16　剥离咽隐窝黏膜
此处血管丰富，需仔细止血

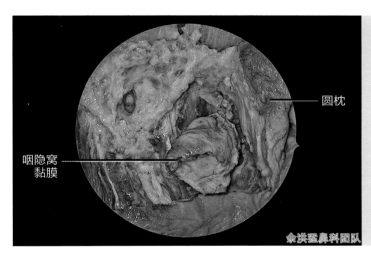

圆枕

咽隐窝黏膜

余洪猛鼻科团队

图 3-17　分离咽隐窝黏膜
充分分离咽隐窝黏膜

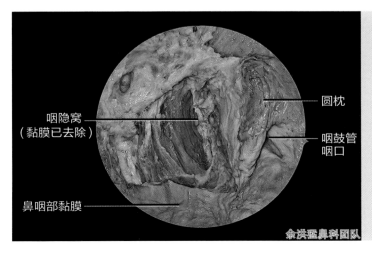

圆枕

咽隐窝
（黏膜已去除）

咽鼓管咽口

鼻咽部黏膜

余洪猛鼻科团队

图 3-18　去除咽隐窝黏膜
可见咽隐窝前外侧的咽鼓管软骨

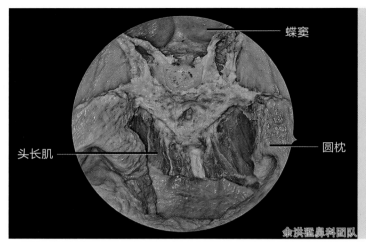

图 3-19 去除咽隐窝黏膜后

咽隐窝上方毗邻破裂孔段颈内动脉，向外侧毗邻咽旁段颈内动脉。肿瘤容易侵犯咽隐窝，再加上放射性损伤，导致颈内动脉周围结构破坏，颈内动脉可能会比较表浅甚至裸露

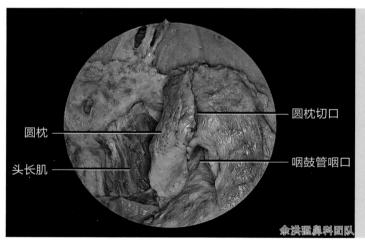

图 3-20 切开圆枕

咽鼓管咽口，此口呈镰状或三角形，鼻咽腔经此口通向中耳鼓室。咽鼓管开放时（如吞咽或打哈欠），空气通过咽鼓管咽口进入鼓室，以维持鼓膜两侧的气压平衡。咽部感染时，细菌经咽鼓管传播到中耳，引起中耳炎。小儿的咽鼓管较短而宽，咽鼓管咽口与咽鼓管鼓室口在同一高度，故儿童患急性中耳炎远较成人多

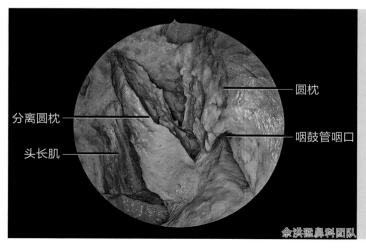

图 3-21 分离圆枕

咽鼓管软骨部的内侧端环绕咽口的前、上、后方形成明显的隆起，称咽鼓管圆枕，它是寻找咽鼓管咽口的标志

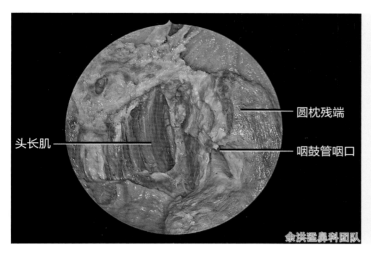

图 3-22　去除圆枕
在咽鼓管咽口附近黏膜内的淋巴组织称咽鼓管扁桃体

头长肌
圆枕残端
咽鼓管咽口

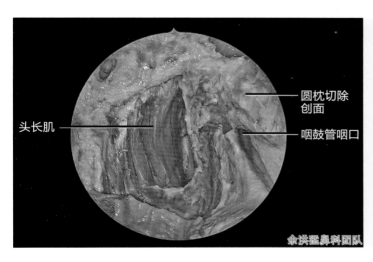

图 3-23　咽鼓管软骨部
进一步切除咽鼓管软骨部的内侧壁。咽鼓管的后外 1/3 为咽鼓管骨部，前内 2/3 为咽鼓管软骨部，软骨部的内侧环绕咽口的前、上、后方形成咽鼓管圆枕

头长肌
圆枕切除创面
咽鼓管咽口

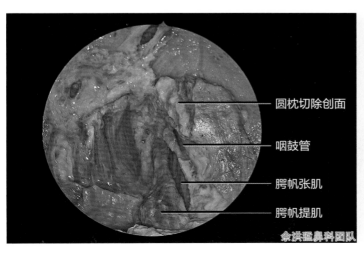

图 3-24　腭帆提肌、腭帆张肌
于咽侧壁进一步切除，可显露腭帆张肌和腭帆提肌。腭帆张肌位于咽鼓管的外侧，腭帆提肌位于咽鼓管的下方。移除咽鼓管咽部开口下方的黏膜后很容易显露腭帆提肌

圆枕切除创面
咽鼓管
腭帆张肌
腭帆提肌

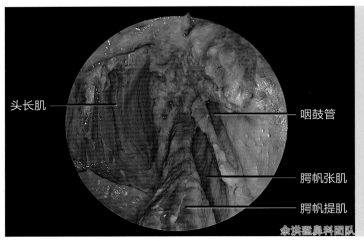

图 3-25 咽鼓管

切除圆枕后，开放咽鼓管。完整保留腭帆张肌和腭帆提肌。在保留翼突内侧板时无法完全显露腭帆张肌

图中标注：头长肌、咽鼓管、腭帆张肌、腭帆提肌

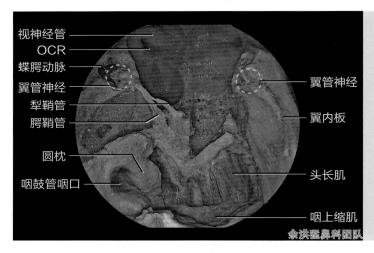

图 3-26 Ⅰ型鼻咽癌切除术（左）

至此，我们完成了Ⅰ型鼻咽癌切除术。术中送冷冻切片以确定切缘是否阴性

OCR：视神经颈内动脉隐窝

图中标注：视神经管、OCR、蝶腭动脉、翼管神经、犁鞘管、腭鞘管、圆枕、咽鼓管咽口、翼管神经、翼内板、头长肌、咽上缩肌

第 4 章　Ⅱ型鼻咽癌切除解剖

一、Ⅱ型鼻咽癌切除概述

（一）切除范围

鼻咽癌Ⅱ型手术（图 4-1），上方至蝶骨平台水平；下方至硬腭平面；向后至头长肌（或咽颅底筋膜）；向前至鼻腔和筛窦。外侧界至斜坡段颈内动脉、破裂孔段颈内动脉、翼外板。

（二）适应证

咽隐窝是鼻咽癌（包括复发性鼻咽癌）的好发部位，肿瘤可沿咽隐窝向外侵犯上咽旁间隙，向外上可至海绵窦，向后外可侵犯甚至包绕咽旁段 ICA。内镜鼻咽癌Ⅱ型手术用于处理向咽旁间隙侵犯的复发性鼻咽癌，主要用于 rT_2 期的复发性鼻咽癌。

（三）手术步骤

1. 经单鼻孔或双鼻孔径路，开放患侧上颌窦、筛窦，开放双侧蝶窦，去除蝶窦间隔，去除鼻中隔后端，磨除蝶窦底，将蝶窦与鼻咽部轮廓化。

2. 扩大上颌窦口，去除腭骨垂直板，阻断腭降动脉，去除上颌窦后壁骨质，显露并切断腭鞘动脉，将翼腭窝组织外移，显露翼突根部、翼内板和翼管神经，显露翼管外上方的圆孔和上颌神经。

3. 沿翼管神经向后磨除翼突骨质，结合蝶翼突裂、翼突结节定位破裂孔段颈内动脉，定位斜坡段颈内动脉和海绵窦前壁；继续磨除翼突根部显露翼内肌和腭帆张肌，切除咽上缩肌，显露腭帆提肌和咽鼓管软骨段，在腭帆张肌与咽上缩肌围成的上咽旁间隙内侧部分向后切除，向后至茎突后咽旁间隙，术中使用导航和多普勒定位咽旁段颈内动脉，切除咽鼓管软骨段和病变组织。

4. 获取足够安全边缘，完整切除肿瘤及周围可疑组织：上方至蝶骨平台水平；下方至硬腭平面；外侧界至斜坡段颈内动脉、破裂孔段颈内动脉、翼外板，后至头长肌（或咽颅底筋膜）；向前至鼻腔和筛窦。

（四）颅底重建

Ⅱ型鼻咽癌切除术可以使用鼻中隔黏 膜瓣覆盖裸露的颈内动脉及鼻咽部创面。

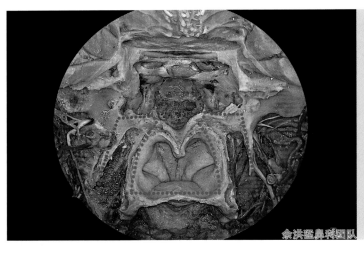

图 4-1　Ⅱ型鼻咽癌手术

红色虚线为Ⅰ型鼻咽癌切除范围，绿色虚线为Ⅱ型鼻咽癌切除范围。Ⅱ型鼻咽癌手术范围：上方至蝶骨平台；下方至硬腭平面；向后至头长肌（或咽颅底筋膜）；向前至鼻腔和筛窦；外侧界至斜坡段颈内动脉、翼外板

二、Ⅱ型鼻咽癌切除解剖操作
（图4-2～图4-12）

（一）破裂孔段颈内动脉解剖

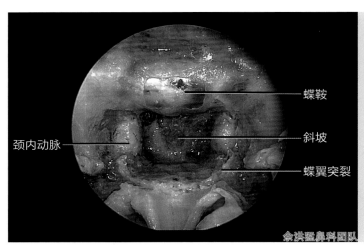

图 4-2　蝶窦轮廓化

破裂孔段颈内动脉靠近鼻咽部。沿翼管神经向后磨除翼突骨质，结合蝶翼突裂、翼突结节可以定位破裂孔段颈内动脉。但在这些重要标志显露之前，双侧蝶窦轮廓化是最重要的第一步，蝶窦轮廓化完成时，可清晰定位视神经管、蝶鞍、斜坡旁段颈内动脉、外侧视神经颈内动脉隐窝等重要结构，并使蝶窦与鼻咽腔相通

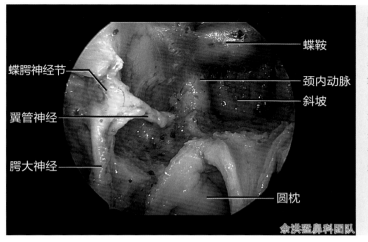

蝶鞍

蝶腭神经节

颈内动脉

斜坡

翼管神经

腭大神经

圆枕

余洪猛鼻科团队

图 4-3　翼管

翼管是定位破裂孔段颈内动脉的重要标志之一，手术需沿翼管神经向后磨除翼突骨质。翼管从前口开始，略向后外侧走行。翼管走行于蝶窦的底壁和外侧壁交界处，骨管可部分突入蝶窦内。翼管神经指向颈内动脉破裂孔段，在破裂孔处转向外侧

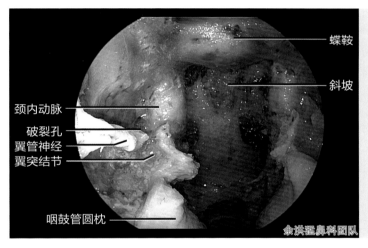

蝶鞍

斜坡

颈内动脉

破裂孔

翼管神经

翼突结节

咽鼓管圆枕

余洪猛鼻科团队

图 4-4　破裂孔

破裂孔位于鼻咽顶的两侧，为一个不规则的骨性裂孔。它由蝶骨体（前方边）、枕骨底部（内侧边）和颞骨岩尖（外侧边）围成。鼻咽癌大多发生在鼻咽顶壁和侧壁，与破裂孔甚为接近

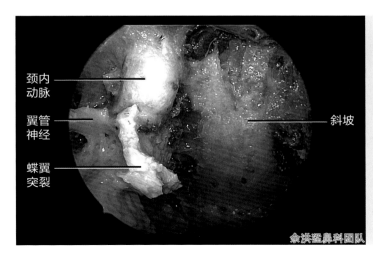

颈内动脉

斜坡

翼管神经

蝶翼突裂

余洪猛鼻科团队

图 4-5　蝶翼突裂

蝶翼突裂是蝶骨体与蝶骨翼突之间的裂隙，由纤维结缔组织填充，在沿翼管向后磨除翼突骨质至靠近破裂孔时，可在翼管内下方看到几乎水平走行的半月形纤维软组织，即为蝶翼突裂。蝶翼突裂是定位破裂孔段颈内动脉的第 2 重要标志

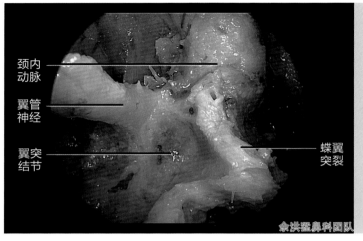

颈内
动脉

翼管
神经

翼突
结节

蝶翼
突裂

图 4-6　翼突结节

翼突结节是位于翼管和蝶翼突裂之间的一个骨性结构，大致呈三角形，其上端顶点指向破裂孔段颈内动脉。翼突结节是定位破裂孔段颈内动脉的第 3 个重要标志

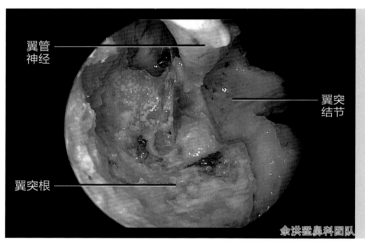

翼管
神经

翼突
结节

翼突根

图 4-7　翼突根

翼突根是蝶骨翼突的根部，翼管神经穿行与翼突根内上部，翼突根向下逐渐形成翼突内外侧板和翼窝

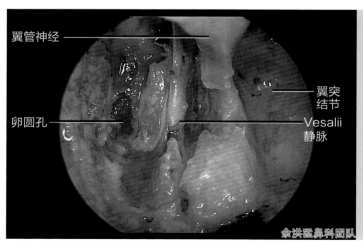

翼管神经

卵圆孔

翼突
结节

Vesalii
静脉

图 4-8　Vesalii 静脉

Vesalii 静脉孔（foramen Vesalii，foramen of Vesalius），又称蝶导静脉孔（emissary foramen）。卵圆孔内侧有时可以看到 Vesalii 静脉孔，其内有连接翼丛和海绵窦的 Vesalii 静脉

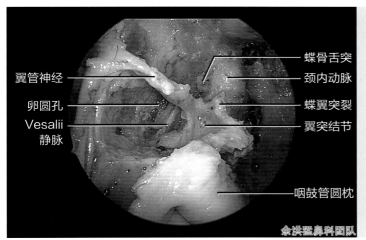

翼管神经
卵圆孔
Vesalii
静脉

蝶骨舌突
颈内动脉
蝶翼突裂
翼突结节

咽鼓管圆枕

余洪猛鼻科团队

图 4-9　翼突部分切除后全貌

翼突部分切除完成时，应显露翼管神经全程、蝶翼突裂、翼突结节，此时即可判断破裂孔段颈内动脉的方位

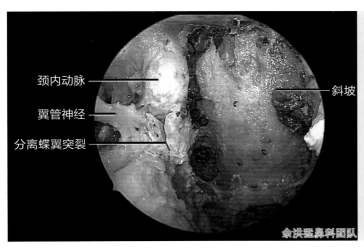

颈内动脉
翼管神经
分离蝶翼突裂

斜坡

余洪猛鼻科团队

图 4-10　蝶翼突裂

切开蝶翼突裂的纤维结缔组织

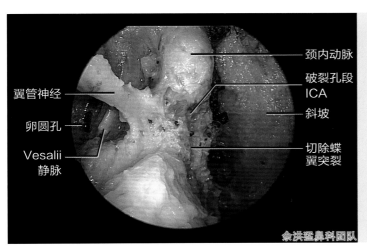

翼管神经
卵圆孔
Vesalii
静脉

颈内动脉
破裂孔段
ICA
斜坡
切除蝶翼突裂

余洪猛鼻科团队

图 4-11　破裂孔段颈内动脉

去除蝶翼突裂的纤维结缔组织，显露破裂孔段颈内动脉

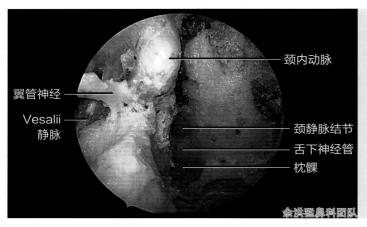

图 4-12　舌下神经管

彻底显露破裂孔段颈内动脉，可有效避免误伤。在直视下显露舌下神经管

颈内动脉
翼管神经
Vesalii静脉
颈静脉结节
舌下神经管
枕髁

（二）翼内板切除及上咽旁前间隙解剖（图 4-13 ～图 4-24）

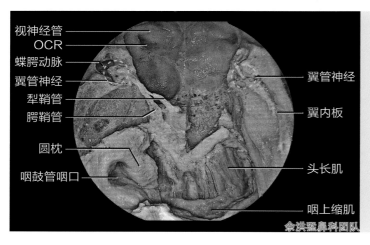

图 4-13　Ⅰ型鼻咽癌切除术（左）

Ⅱ型鼻咽癌切除术是在Ⅰ型鼻咽癌切除术的基础上，向外进一步扩展至翼外板

红色虚线为翼内板

视神经管
OCR
蝶腭动脉
翼管神经
犁鞘管
腭鞘管
圆枕
咽鼓管咽口
翼管神经
翼内板
头长肌
咽上缩肌

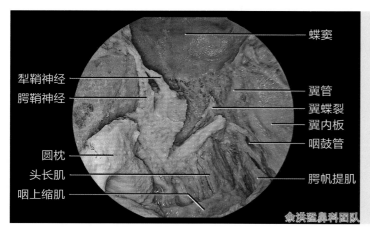

图 4-14　翼管

翼管位于蝶窦与鼻咽之间，在翼内板与蝶窦底壁交汇处可找到翼管

犁鞘神经
腭鞘神经
圆枕
头长肌
咽上缩肌
蝶窦
翼管
翼蝶裂
翼内板
咽鼓管
腭帆提肌

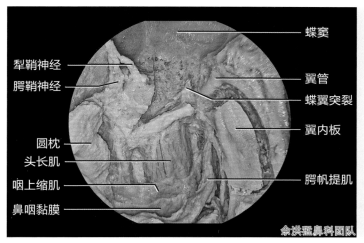

图 4-15　翼内板切除

若要向外继续显露咽鼓管，需要将翼内板切除

标注：蝶窦、犁鞘神经、腭鞘神经、翼管、蝶翼突裂、翼内板、圆枕、头长肌、咽上缩肌、鼻咽黏膜、腭帆提肌

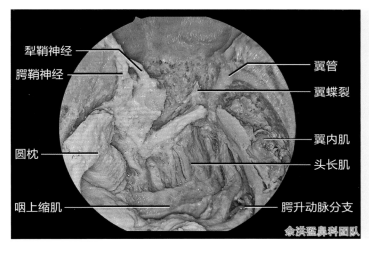

图 4-16　翼窝

去除翼内板，显露翼窝。翼窝是由翼内板和翼外板围成的一个空间，其内充满肌肉组织，主要为翼内肌，也包括内侧部分的腭帆张肌

标注：犁鞘神经、腭鞘神经、翼管、翼蝶裂、翼内肌、圆枕、头长肌、咽上缩肌、腭升动脉分支

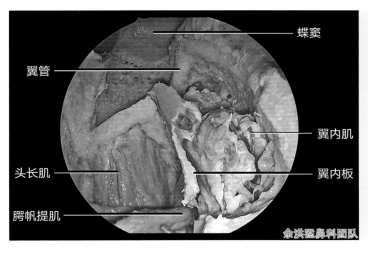

图 4-17　翼内肌

翼窝内充满了肌肉组织，包括翼内肌和腭帆张肌。翼内肌较粗大，斜向外侧；腭帆张肌较小，呈上下走行

标注：蝶窦、翼管、翼内肌、头长肌、翼内板、腭帆提肌

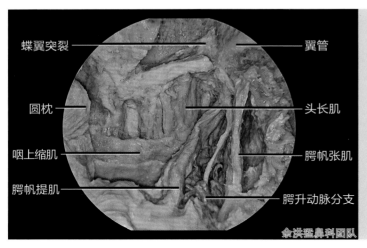

蝶翼突裂 —
翼管

圆枕 —
头长肌

咽上缩肌 —
腭帆张肌

腭帆提肌 —
腭升动脉分支

余洪猛鼻科团队

图 4-18　腭帆提肌

条索状，起自岩骨下表面，紧邻颈内动脉管开口前方，在咽鼓管下方，平行咽鼓管走行方向，向前下内于翼突钩后方加入软腭

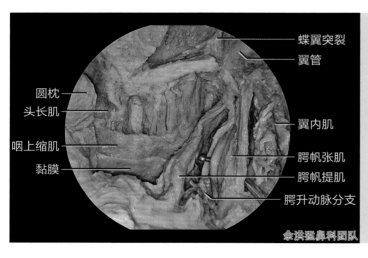

蝶翼突裂
翼管

圆枕 —
头长肌 —

咽上缩肌 —
黏膜 —
翼内肌

腭帆张肌
腭帆提肌
腭升动脉分支

余洪猛鼻科团队

图 4-19　腭帆张肌

起自蝶骨棘、舟状窝、咽鼓管软骨的外侧板，呈一倒三角形，上下走行，形成的肌腱绕翼突钩转向内侧成水平走行，形成软腭的腭腱膜，由三叉神经下颌支支配

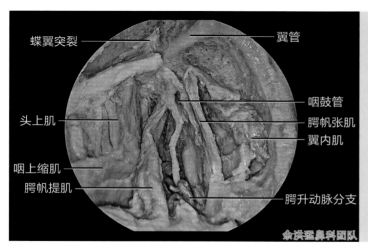

蝶翼突裂 —
翼管

头上肌 —
咽鼓管
腭帆张肌
翼内肌

咽上缩肌 —
腭帆提肌 —
腭升动脉分支

余洪猛鼻科团队

图 4-20　翼内肌

起自翼窝，向下外方止于下颌骨的翼肌粗隆。与咬肌、颞肌共同收缩时可上提下颌骨（闭口），对抗下拉下颌骨肌群的作用。受下颌神经的翼内肌神经支配

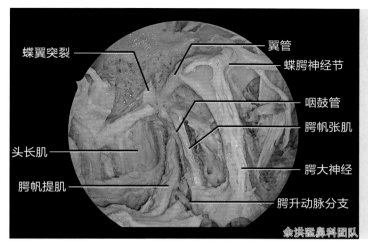

蝶翼突裂

翼管

蝶腭神经节

头长肌

咽鼓管

腭帆张肌

腭帆提肌

腭大神经

腭升动脉分支

余洪猛鼻科团队

图 4-21　咽鼓管

咽鼓管前外壁借助于腭帆张肌与颅底的舟状窝等处相贴，腭帆张肌是使咽鼓管通气的主要肌肉

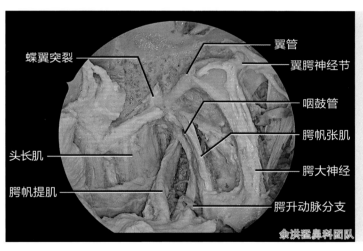

蝶翼突裂

翼管

翼腭神经节

头长肌

咽鼓管

腭帆张肌

腭帆提肌

腭大神经

腭升动脉分支

余洪猛鼻科团队

图 4-22　上咽旁间隙

在腭帆张肌和腭帆提肌之间的间隙可以进入上咽旁间隙的茎突前部分。当移除其内少许脂肪后，在内可见腭升动脉的终末分支及其伴行的静脉

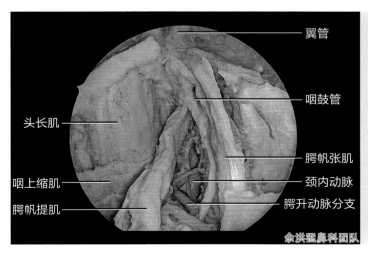

翼管

头长肌

咽鼓管

腭帆张肌

咽上缩肌

颈内动脉

腭帆提肌

腭升动脉分支

余洪猛鼻科团队

图 4-23　颈内动脉（1）

在腭升动脉外侧进一步分离可显示颈内动脉

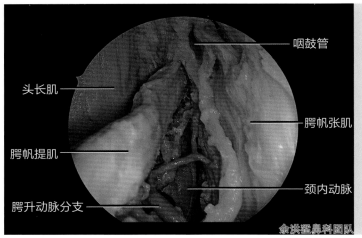

咽鼓管

头长肌

腭帆张肌

腭帆提肌

颈内动脉

腭升动脉分支

余洪猛鼻科团队

图 4-24　颈内动脉（2）

向后外侧进一步显露颈内动脉

第 5 章　Ⅲ型鼻咽癌切除解剖

一、Ⅲ型鼻咽癌切除概述

（一）切除范围（图 5-1）

Ⅲ型鼻咽癌手术，上方至蝶骨平台水平；下方至硬腭平面；后至头长肌；向前至鼻腔和筛窦。外侧界包括眼眶及眶上裂、海绵窦、脑神经、岩斜区外侧、颞下窝和颅中窝底（硬膜外），向后外至颞颌关节。

（二）适应证

用于向外侧侵犯至颅中窝底的复发性鼻咽癌，手术切除的范围在Ⅱ型手术的基础上需向咽旁段颈内动脉的外侧继续扩大，包括显露三叉神经第三支（下颌神经）及其各主要分支，显露脑膜中动脉和蝶骨。

（三）手术步骤

1. 单鼻孔或双鼻孔径路，开放患侧上颌窦、筛窦，开放双侧蝶窦，去除蝶窦间隔，去除鼻中隔后端，磨除蝶窦底，将蝶窦与鼻咽部轮廓化。

2. 扩大上颌窦口，去除腭骨垂直板，阻断腭降动脉，去除上颌窦后壁骨质，显露翼突根部，显露并切断腭鞘动脉，将翼腭窝组织外移，显露翼内板和翼管神经，显露翼管外上方的圆孔和上颌神经。

3. 改良的柯 - 陆氏径路完成经同侧上颌窦前壁进入颞下窝和颅中窝底。沿翼管神经向后磨除并显露破裂孔段颈内动脉，定位斜坡段颈内动脉和海绵窦前壁；磨除翼突根部显露翼内肌和腭帆张肌，切除咽上缩肌，显露腭帆提肌和咽鼓管软骨段，在腭帆张肌与咽上缩肌围成的上咽旁间隙内侧向后切除，阻断腭升动脉，向后至茎突后咽旁间隙，术中使用导航和多普勒定位咽旁段颈内动脉，切除咽鼓管软骨段和病变。阻断颌内动脉，将翼外肌从翼外板上剥离，沿翼外板向上定位蝶骨大翼下缘，磨除翼外板，向后显露卵圆孔和下颌神经主干，翼静脉丛的出血采用速即纱填塞止血，定位翼外肌后内侧的舌神经和下牙槽神经，向后显露脑膜中动脉和蝶骨棘。

4. 获取足够安全边缘，完整切除肿瘤及其周围可疑组织：上方至蝶骨平台水平；下方至硬腭平面；健侧界至咽鼓管圆枕与斜坡段颈内动脉所在矢状面；外侧界上至海绵窦外侧壁，外侧界中至破裂孔段和岩骨段颈内动脉，外侧界下至咽旁段颈内动脉外侧方区域、翼肌内侧方，腮腺深叶、颞颌关节；后至颈椎；向前至鼻腔和筛窦。

（四）颅底重建

Ⅲ型鼻咽癌切除术鼻咽颅底重建的重点是保护裸露的颈内动脉。为了防止因广泛颅底骨质及重要器官裸露而导致创面感染等并发症，特别是迟发性颈内动脉大出血，术后需同时行一期颅底重建，首选带蒂的鼻中隔黏膜瓣，若病变没有累及同侧的鼻中隔黏膜瓣及蝶腭动脉的鼻后中隔动脉，可选择同侧的鼻中隔黏膜瓣，否则需要选择对侧的鼻中隔黏膜瓣；若双侧鼻中隔黏膜瓣不可用，则需要使用颞肌瓣，经颞下窝转入鼻咽部进行鼻咽颅底区的重建。

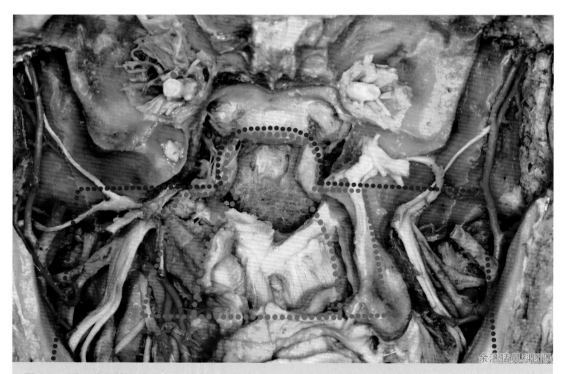

图 5-1　Ⅲ型鼻咽癌手术

Ⅲ型鼻咽癌手术范围：上方至蝶骨平台水平；下方至硬腭平面；后至头长肌；向前至鼻腔和筛窦。外侧界包括眼眶及眶上裂，海绵窦、脑神经、岩斜区外侧、颞下窝和颅中窝底（硬膜外），向后外至颞颌关节。红色虚线为Ⅰ型手术范围，绿色虚线为Ⅱ型手术范围，蓝色虚线为Ⅲ型手术范围

二、Ⅲ型鼻咽癌切除解剖操作
（图 5-2 ～图 5-11）

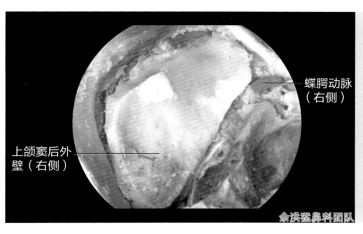

蝶腭动脉
（右侧）

上颌窦后外
壁（右侧）

余洪猛鼻科团队

图 5-2　上颌窦后外壁

使用电钻磨除上颌窦后外壁骨质。上颌窦有 5 个壁。①前壁：中央薄而凹陷，称之为尖牙窝；②后外壁：与翼腭窝和颞下窝毗邻；③内侧壁：即鼻腔外侧壁下部；④上壁：即眼眶的底壁；⑤底壁：为牙槽突

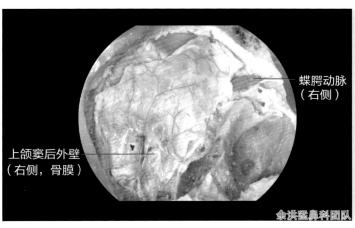

蝶腭动脉
（右侧）

上颌窦后外壁
（右侧，骨膜）

余洪猛鼻科团队

图 5-3　上颌窦后外壁骨膜

去除上颌窦后外壁骨质，可显露其下的骨膜层。习惯上称为上颌窦后外壁，而不是上颌窦后壁或外壁，这是因为其为一延续的斜行骨板，没有明显的间隔

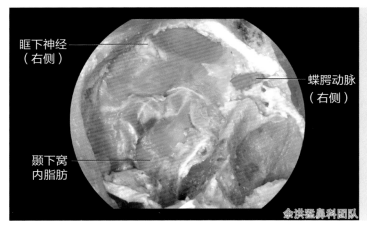

眶下神经
（右侧）

蝶腭动脉
（右侧）

颞下窝
内脂肪

余洪猛鼻科团队

图 5-4　翼腭窝颞下窝脂肪

去除骨膜层，可见翼腭窝和颞下窝的神经血管包裹在脂肪内。翼腭窝和颞下窝的分界线在翼上颌裂。翼上颌裂是指蝶骨翼突与上颌骨之间的裂隙。从外侧向内侧可以清楚地辨认该结构，但是在鼻内镜下从前向后看不容易识别该结构，其大致对应翼外板水平

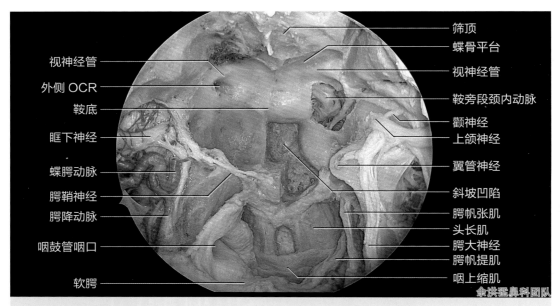

筛顶
蝶骨平台
视神经管
视神经管
外侧 OCR
鞍旁段颈内动脉
鞍底
颧神经
眶下神经
上颌神经
蝶腭动脉
翼管神经
腭鞘神经
斜坡凹陷
腭降动脉
腭帆张肌
头长肌
咽鼓管咽口
腭大神经
腭帆提肌
软腭
咽上缩肌

余洪猛鼻科团队

图 5-5 翼腭窝、颞下窝中线观

翼腭窝：翼腭窝是上颌骨体后面与翼突间的狭窄间隙。向上经眶下裂与眼眶相通，向后外经圆孔通颅中窝，向内经蝶腭孔与鼻腔相通，向外经翼腭裂与颞下窝相通，向下经翼腭管、腭大孔、腭小孔与口腔相通，向下后经腭鞘管与咽部相通，向后经翼管与破裂孔相通

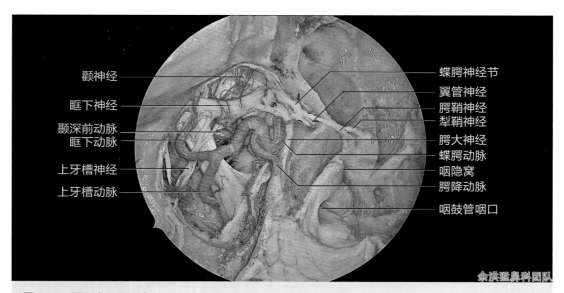

颧神经
蝶腭神经节
眶下神经
翼管神经
颞深前动脉
腭鞘神经
眶下动脉
犁鞘神经
腭大神经
上牙槽神经
蝶腭动脉
上牙槽动脉
咽隐窝
腭降动脉
咽鼓管咽口

余洪猛鼻科团队

图 5-6 翼腭窝、颞下窝

颞下窝：位于上颌骨升支内侧、咽缩肌上方和翼外板外侧。因此翼外板可以看作是翼腭窝和颞下窝的分隔。颞下窝前壁为上颌骨的后外侧面，顶壁为蝶骨大翼；两者之间为眶下裂。后界是颈动脉鞘和颞骨茎突。颞下窝包含咽旁和咀嚼肌、上颌动脉及其分支、翼静脉丛、上颌静脉和下颌神经及其分支

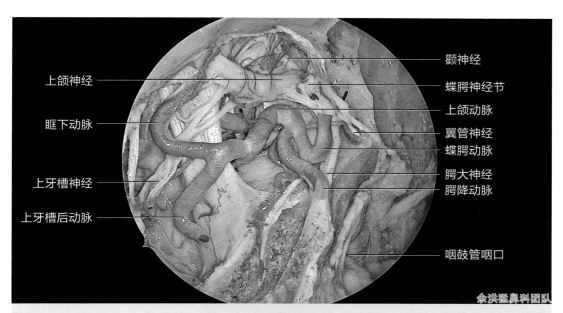

图 5-7　上颌动脉

去除翼腭窝颞下窝脂肪组织，显露其内的神经和血管：上颌动脉、上颌神经、翼管神经。

上颌动脉分为 3 段：①下颌段，横行于下颌骨髁突颈部深面；②翼肌段，位于翼外肌浅面或在深面；③翼腭窝段，位于翼腭窝内

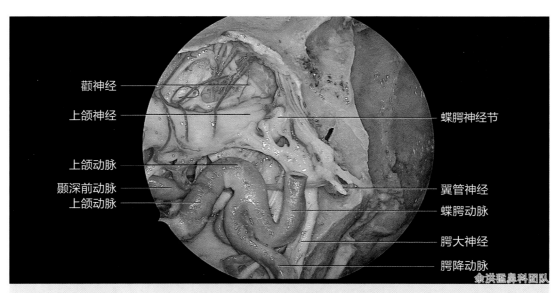

图 5-8　蝶腭动脉

上颌动脉翼腭窝段分出 4 个主要分支：①上牙槽后动脉；②腭降动脉，经翼腭管下行分为腭大、腭小动脉；③蝶腭动脉，经蝶腭孔至鼻腔，分为鼻后外侧动脉和鼻后中隔动脉；④眶下动脉，由眶下裂入眶，经眶下沟、眶下管、眶下孔至面部

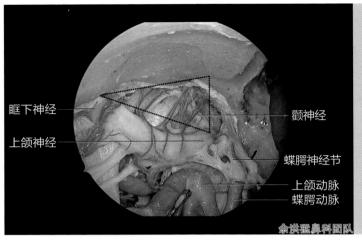

眶下神经
上颌神经
颧神经
蝶腭神经节
上颌动脉
蝶腭动脉

图 5-9　颧神经三角

上颌神经翼腭窝段、Muller 肌肉侧缘、圆孔垂线围成的三角，我们称为颧神经三角。此三角是寻找颧神经的重要标志

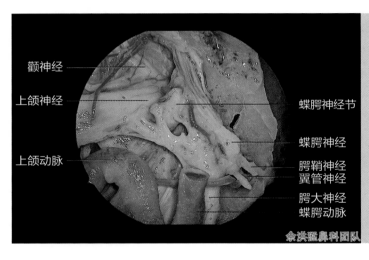

颧神经
上颌神经
上颌动脉
蝶腭神经节
蝶腭神经
腭鞘神经
翼管神经
腭大神经
蝶腭动脉

图 5-10　蝶腭神经节

蝶腭神经节有感觉、副交感和交感 3 个根，分出：①眶支，由眶下裂入眶，分布于骨膜及泪腺；②鼻支，一为鼻后上支，另一为鼻腭神经；③腭支为腭神经；④咽支为咽神经，自蝶腭神经节起，伴咽动脉穿腭鞘管，分布于咽的黏膜

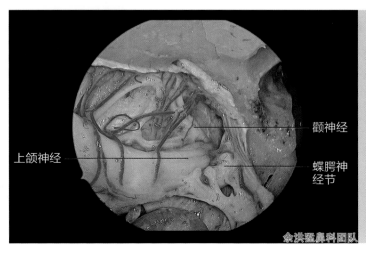

上颌神经
颧神经
蝶腭神经节

图 5-11　颧神经

由翼腭凹起经眶下裂入眶，分颧面支及颞面支，分布于颧颞部皮肤。颧神经发出小支加入泪腺神经，主管泪腺的感觉和分泌（泪腺分泌为岩浅大神经在蝶腭神经节换神经元后，其节后纤维随颧神经分布至泪腺。面神经 - 岩浅大神经 - 翼管神经 - 蝶腭神经节换神经元 - 颧神经 - 泪腺神经 - 泪腺）

三、其他（图 5-12 ～图 5-21）

翼腭窝、颞下窝的神经有几点需加以说明。

1. 蝶腭神经节有感觉、副交感和交感三个根，其分支包括：

（1）眶支：由眶下裂入眶，分布于骨膜及泪腺。

（2）鼻支：一为鼻后上支，由蝶腭孔入鼻腔后，分布于鼻中隔、上中二鼻甲黏膜、筛骨蜂窝内膜。另一为鼻腭神经，沿鼻中隔向前下经切牙管出切牙孔，分布于上颌切牙、尖牙及硬腭前 1/3 的黏骨膜和腭侧牙根，于硬腭前部左右相连，并约于上颌尖牙腭侧与腭前神经相连。

（3）腭支：为腭神经，分腭前、中、后 3 支。经翼腭管下降至腭。腭前神经穿翼腭管出腭大孔入硬腭，向前分布于上颌前磨牙、磨牙区的黏骨膜、腭侧牙龈及腭腺，并在尖牙的腭侧黏骨膜内与鼻腭神经吻合，合成上牙槽神经丛内环。腭中、后神经穿翼腭管出腭小孔，分布于悬雍垂、扁桃体及软腭。

（4）咽支：为咽神经，即我们常说的腭鞘神经，自蝶腭节起，伴咽动脉穿腭鞘管，分布于咽的黏膜。

2. 泪腺神经有感觉神经、交感神经和副交感神经 3 种成分。

（1）感觉神经：三叉神经第一分支眼神经的感觉神经，除供给泪腺外，末梢穿过腺体，支配结膜和眼睑皮肤。

（2）交感神经：来自颈内动脉丛，其交感神经纤维成分进入岩深神经，与面神经发出的岩浅大神经汇合成翼管神经，神经纤维随颧神经分布至泪腺：颈交感干－交感神经纤维成分－岩深神经－翼管神经－蝶腭神经节－颧神经－泪腺神经－泪腺。

（3）副交感神经：面神经发出岩浅大神经，其副交感神经纤维成分与颈交感干发出的岩深神经汇合成翼管神经，在蝶腭神经节换神经元后，其节后纤维随颧神经分布至泪腺：面神经－副交感神经纤维成分－岩浅大神经－翼管神经－蝶腭神经节换神经元－颧神经－泪腺神经－泪腺。

泪腺分泌的神经支配颇为复杂，一般认为，交感神经可能司正常泪腺分泌，副交感神经则控制大量泪腺分泌。在临床上，翼管神经切断之后，并非所有的患者都出现明显的眼干燥症；即使出现眼干燥症，后期仍可出现代偿。此种情况说明泪腺神经可能通过代偿作用恢复眼泪的分泌，其具体机制仍需进一步探讨。

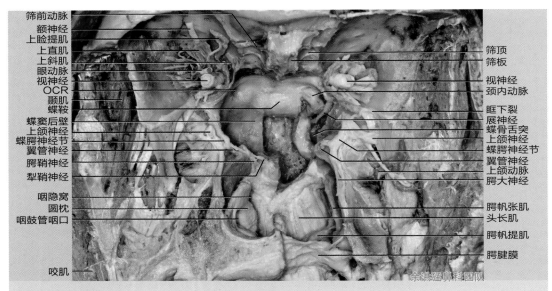

筛前动脉
额神经
上睑提肌
上直肌
上斜肌
眼动脉
视神经
OCR
颞肌
蝶鞍
蝶窦后壁
上颌神经
蝶腭神经节
翼管神经
腭鞘神经
犁鞘神经
咽隐窝
圆枕
咽鼓管咽口
咬肌

筛顶
筛板
视神经
颈内动脉
眶下裂
展神经
蝶骨舌突
上颌神经
蝶腭神经节
翼管神经
上颌动脉
腭大神经
腭帆张肌
头长肌
腭帆提肌
腭腱膜

余洪猛鼻科团队

图 5-12　颞下窝

颞下窝位于下颌骨升支内侧、咽缩肌上方和翼外板外侧。因此翼外板可以看作是翼腭窝和颞下窝的分隔。颞下窝前壁为上颌骨的后外侧面，顶壁为蝶骨大翼；两者之间为眶下裂。后界是颈动脉鞘和蝶骨茎突。颞下窝包含咽旁和咀嚼肌、上颌动脉及其分支、翼静脉丛和上颌静脉，下颌神经及其分支。OCR：视神经颈内动脉隐窝

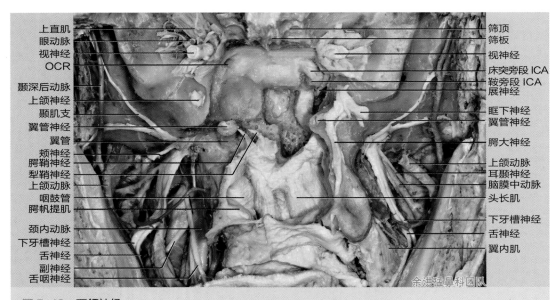

上直肌
眼动脉
视神经
OCR
颞深后动脉
上颌神经
颞肌支
翼管神经
翼管
颊神经
腭鞘神经
犁鞘神经
上颌动脉
咽鼓管
腭帆提肌
颈内动脉
下牙槽神经
舌神经
副神经
舌咽神经

筛顶
筛板
视神经
床突旁段 ICA
鞍旁段 ICA
展神经
眶下神经
翼管神经
腭大神经
上颌动脉
耳颞神经
脑膜中动脉
头长肌
下牙槽神经
舌神经
翼内肌

余洪猛鼻科团队

图 5-13　下颌神经

下颌神经是混合性神经，其由特殊内脏运动纤维和一般躯体感觉纤维组成，穿卵圆孔出颅，发出耳颞神经、颊神经、舌神经、下牙槽神经及咀嚼肌神经等，其运动纤维支配咀嚼肌等；感觉纤维管理颞部、口裂以下的皮肤、舌前 2/3 黏膜及下颌牙和牙龈的一般感觉。ICA：颈内动脉。OCR：视神经颈内动脉隐窝

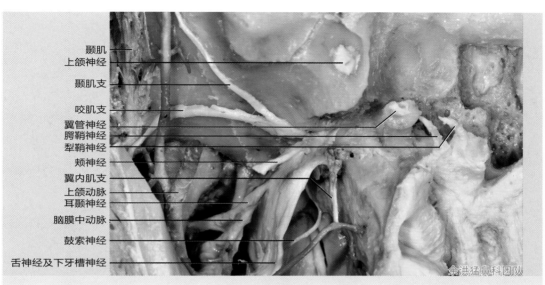

颞肌
上颌神经
颞肌支
咬肌支
翼管神经
腭鞘神经
犁鞘神经
颊神经
翼内肌支
上颌动脉
耳颞神经
脑膜中动脉
鼓索神经
舌神经及下牙槽神经

余洪猛鼻科团队

图 5-14　下颌神经近观

下颌神经分支：1. 脑膜支（棘孔神经）：分布于硬脑膜。2. 翼内肌神经：分布于翼内肌。3. 颞深神经：分布于颞肌。4. 咬肌神经：分布于咬肌。5. 翼外肌神经：分布于翼外肌上下头。6. 颊神经（颊长神经）：分布于下颌后牙颊侧牙龈及颊部黏膜皮肤。7. 耳颞神经：主要分布于颞下颌关节、外耳道、腮腺、颞区皮肤等。8. 舌神经：主要分布于下颌舌侧牙龈、舌前 2/3 及口底黏膜、舌下腺等。9. 下牙槽神经：主要分布于下颌牙及牙龈、下颌舌骨肌、二腹肌前腹等

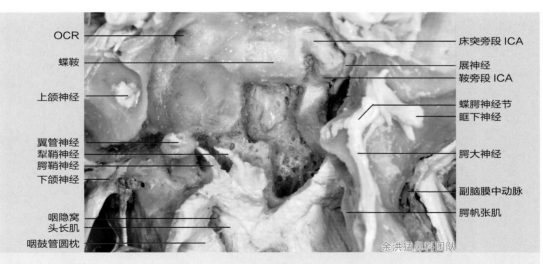

OCR
蝶鞍
上颌神经
翼管神经
犁鞘神经
腭鞘神经
下颌神经
咽隐窝
头长肌
咽鼓管圆枕

床突旁段 ICA
展神经
鞍旁段 ICA
蝶腭神经节
眶下神经
腭大神经
副脑膜中动脉
腭帆张肌

余洪猛鼻科团队

图 5-15　翼管和圆孔

1. 翼管：翼管连接翼腭窝和破裂孔，内有翼管动脉、翼管神经穿行；分为前口和后口。前口位于翼腭窝后内侧壁，后端开口于破裂孔前外侧缘上方，紧靠颈内动脉岩段前膝部。在冠状位 CT 上，于翼内板和蝶窦底的交界处可以找到翼管。2. 圆孔：圆孔连接颅中窝底和翼腭窝，内有上颌神经、圆孔动脉穿行。在冠状位 CT 上，于翼外板和颅中窝底的交界处可以找到圆孔。ICA：颈内动脉。OCR：视神经颈内动脉隐窝

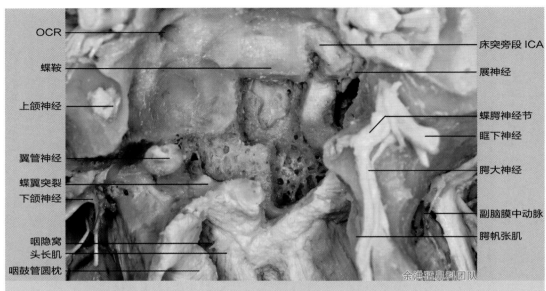

OCR
蝶鞍
上颌神经
翼管神经
蝶翼突裂
下颌神经
咽隐窝
头长肌
咽鼓管圆枕

床突旁段 ICA
展神经
蝶腭神经节
眶下神经
腭大神经
副脑膜中动脉
腭帆张肌

图 5-16　去除腭鞘神经、犁鞘神经

1. 腭鞘管（palatovaginal canal，PVC），或者咽管（pharyngeal canal），传统观点认为由腭骨蝶突与蝶骨鞘突围成。近年来也有学者认为，腭鞘管由蝶窦底壁与腭骨蝶突围成，并没有蝶骨鞘突的参与，因此，其更合适的命名应该为"蝶腭管"。 2. 犁鞘管（vomerovaginal canal，VVC）由犁骨翼与蝶骨鞘突围成，是一个经常与翼管、腭鞘管混淆的结构。OCR：视神经颈内动脉隐窝

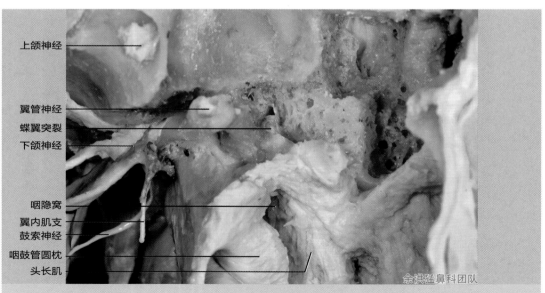

上颌神经
翼管神经
蝶翼突裂
下颌神经
咽隐窝
翼内肌支
鼓索神经
咽鼓管圆枕
头长肌

图 5-17　蝶翼突裂

蝶骨由蝶骨体、蝶骨大翼、蝶骨小翼和蝶骨翼突组成。蝶骨体与翼突之间的裂隙为蝶翼突裂。其内有纤维结缔组织，与破裂孔相同

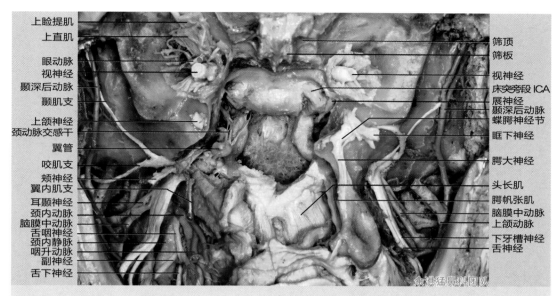

图 5-18 颈内静脉、颈内动脉

颈动脉鞘：起自颅底，下续纵隔。鞘内有颈内静脉、颈总动脉、颈内动脉和迷走神经贯穿全长，颈内动脉位于鞘的上部，颈总动脉居其下部。在鞘的下部，颈总动脉位于后内侧，颈内静脉位于前外侧，迷走神经位于二者之间的后方；在鞘的上部，颈总动脉居前内侧，颈内静脉居后外侧，迷走神经居二者之间的后内方。ICA：颈内动脉

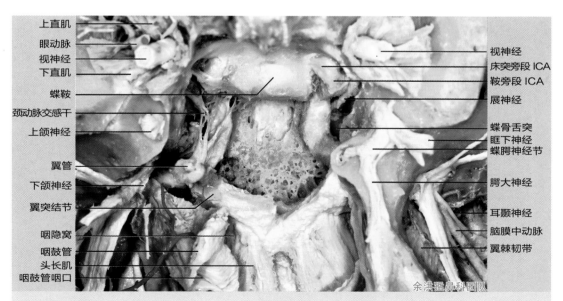

图 5-19 破裂孔段颈内动脉

破裂孔是由蝶骨体（前方边）、枕骨底部（内侧边）和岩尖（外侧边）围成的近三角结构。颈内动脉在岩骨内水平走行，至破裂孔转折向上。破裂孔内充填质地紧密的纤维结缔组织。ICA：颈内动脉

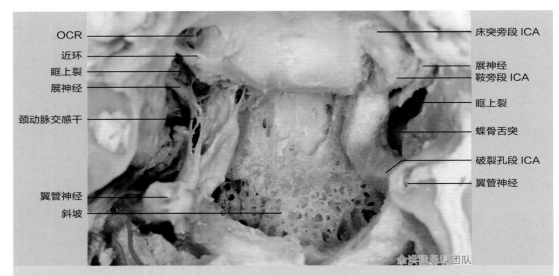

图 5-20　颈交感干

颈交感干位于颈动脉鞘后方，在椎前筋膜覆盖下，由颈上、颈中和颈下 3 个神经节及联系于神经节间的节间支构成。3 个神经节所接受的节前纤维起自上胸段脊髓，经上部胸神经及其白交通支至交感干。在交感干内上行至颈部各交感神经节，与各该节内的神经细胞（节后神经元）形成突触。由节后神经元发出的节后纤维，形成各节的分支，分布于血管和各器官

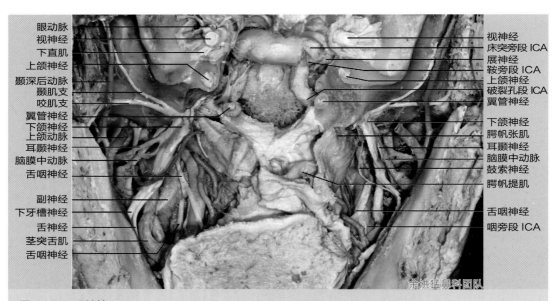

图 5-21　咽鼓管

咽鼓管分"骨部"与"软骨部"。骨部为咽鼓管的外侧 1/3 段，始于鼓室前下壁，鼓口内径 3 ～ 4mm。本段位于颞骨鳞部与岩骨之间，为永久开通的管道。软骨部构成管的内 2/3 段，其后壁、顶壁及前壁上方均为软骨壁，而前壁下方则为纤维软组织壁。咽鼓管沟，是咽鼓管的软骨部分附着于颅底的位置，位于蝶岩骨裂的颅外面，破裂孔的前外侧，卵圆孔和棘孔的后内侧。卵圆孔位于翼突外侧板的上端后缘

第6章　Ⅳ型鼻咽癌切除解剖

一、Ⅳ型鼻咽癌切除概述

（一）切除范围（图6-1～图6-2）

在Ⅲ型的基础上进一步显露颈内动脉和受侵犯的颅底，并根据病变累及切除颈内动脉和（或）硬膜内的病变。

（二）适应证

用于向外侧侵犯颈内动脉和颅内的复发性鼻咽癌。

（三）手术步骤

1. 经单鼻孔或双鼻孔径路，开放患侧上颌窦、筛窦，开放双侧蝶窦，去除蝶窦间隔，去除鼻中隔后端，磨除蝶窦底，将蝶窦与鼻咽部轮廓化。

2. 扩大上颌窦口，去除上颌窦后外壁骨质，去除腭骨垂直板，阻断腭降动脉，显露翼突根部，显露并切断腭鞘动脉，将翼腭窝组织外移，显露翼内板和翼管神经，显露翼管外上方的圆孔和上颌神经。

3. 改良的柯-陆氏径路完成经同侧上颌窦前壁进入颞下窝和颅中窝底。沿翼管神经向后磨除并显露破裂孔段颈内动脉，定位斜坡段颈内动脉和海绵窦前壁；磨除翼突根部显露翼内肌和腭帆张肌，切除咽上缩肌，显露腭帆提肌和咽鼓管软骨段，在腭帆张肌与咽上缩肌围成的上咽旁间隙内侧部分向后切除，阻断腭升动脉和咽升动脉，向后至茎突后咽旁间隙，术中使用导航和超声多普勒定位咽旁段ICA，切除咽鼓管软骨段和病变。阻断颌内动脉，将翼外肌从翼外板上剥离，沿翼外板向上定位蝶骨大翼下缘，磨除翼外板，向后显露卵圆孔和下颌神经主干，翼静脉丛的出血采用速即纱填塞止血，定位翼外肌后内侧的舌神经和下牙槽神经，向后显露脑膜中动脉和蝶骨棘。

4. 切除颈内动脉和（或）硬膜内肿瘤组织。

5. 获取足够安全的边缘，完整切除肿瘤及其周围可疑组织：上方至蝶骨平台水平；下方至硬腭平面；内侧界至咽鼓管圆枕与斜坡段颈内动脉所在矢状面；外侧界上至海绵窦外侧壁即上颌神经，外侧界中至破裂孔段和岩骨段颈内动脉，外侧界下至咽旁段颈内动脉外侧方区域、颞肌内侧方，后至硬膜；向前至鼻腔和筛窦。切除颈内动脉。同时根据颅内肿瘤的位置，扩展到硬膜内肿瘤切除。

中隔黏膜瓣或颞肌瓣。鼻中隔黏膜瓣：若病变没有累及同侧的鼻中隔黏膜瓣及蝶腭动脉的鼻后中隔动脉，可选择同侧的鼻中隔黏膜瓣，否则需要选择对侧的鼻中隔黏膜瓣。若双侧鼻中隔黏膜瓣不可用或创面较大，则需要使用颞肌筋膜瓣，经颞下窝转入鼻咽部进行鼻咽颅底区的重建。

（四）颅底重建

Ⅳ型鼻咽癌切除术推荐使用带蒂的鼻

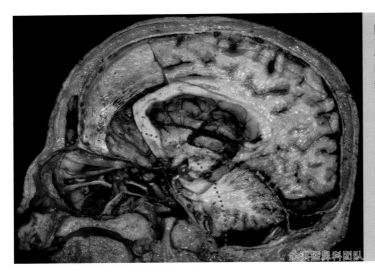

图6-1　Ⅳ型鼻咽癌切除术范围
用于向外侧侵犯颈内动脉和颅内的复发性鼻咽癌
红色虚线为Ⅳ型鼻咽癌切除范围

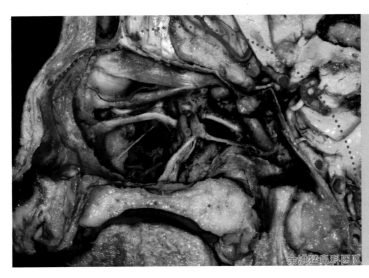

图6-2　Ⅳ型鼻咽癌切除术范围（放大图）
根据病变累及切除颈内动脉和（或）硬膜内的病变
红色虚线为Ⅳ型鼻咽癌切除范围

二、Ⅳ型鼻咽癌切除解剖操作

见图 6-3 ～图 6-9。

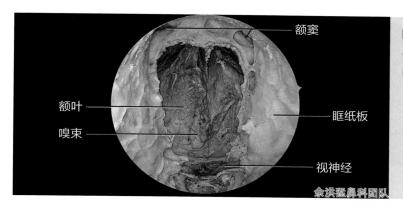

图 6-3 前颅底切除

切开前颅底硬脑膜，进入颅内

额窦
额叶
嗅束
眶纸板
视神经

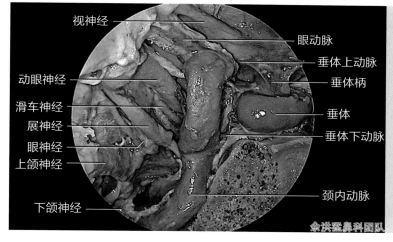

图 6-4 海绵窦周围解剖（右）

解剖海绵窦，显露周围神经和颈内动脉

视神经
眼动脉
垂体上动脉
垂体柄
动眼神经
滑车神经
展神经
眼神经
上颌神经
垂体
垂体下动脉
下颌神经
颈内动脉

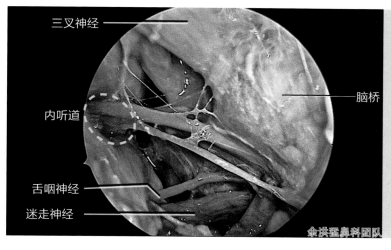

图 6-5 后组脑神经（右）

切开斜坡硬脑膜，进入硬膜内，显露后组脑神经

三叉神经
脑桥
内听道
舌咽神经
迷走神经

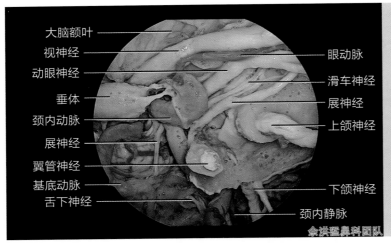

大脑额叶
视神经
动眼神经
垂体
颈内动脉
展神经
翼管神经
基底动脉
舌下神经

眼动脉
滑车神经
展神经
上颌神经
下颌神经
颈内静脉

余洪猛鼻科团队

图 6-6　颈内动脉（右）

美国匹兹堡大学医疗中心将颈内动脉分为 6 段：咽旁段、岩骨段、斜坡旁段、鞍旁段、床突旁段和硬膜内段

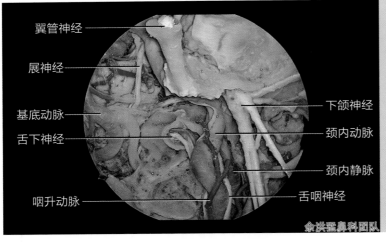

翼管神经
展神经
基底动脉
舌下神经
咽升动脉

下颌神经
颈内动脉
颈内静脉
舌咽神经

余洪猛鼻科团队

图 6-7　颈内动脉（右）

我们将颈内动脉切除纳入到 Ⅳ 型鼻咽癌切除术

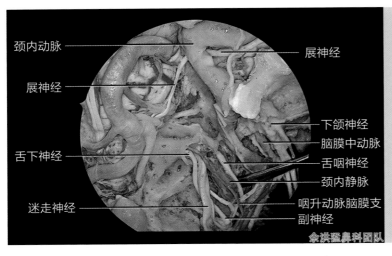

颈内动脉
展神经
舌下神经
迷走神经

展神经
下颌神经
脑膜中动脉
舌咽神经
颈内静脉
咽升动脉脑膜支
副神经

余洪猛鼻科团队

图 6-8　颈内动脉（右）

咽旁段颈内动脉后方毗邻颈内静脉和后组脑神经

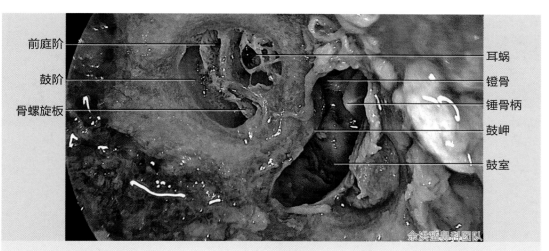

前庭阶

鼓阶

骨螺旋板

耳蜗

镫骨

锤骨柄

鼓岬

鼓室

图 6-9　中耳和耳蜗（右）

经鼻内镜下显露耳蜗也是Ⅳ型鼻咽癌切除术的重要标志。因为需要先将岩骨段颈内动脉移位或切除，才能显露耳蜗结构

第7章　鼻咽癌外科重建技术解剖

一、带蒂鼻中隔黏膜瓣

鼻咽癌术后需要同期进行颅底重建，特别是以下3种情况。

1. 切除颈内动脉旁肿瘤，裸露的颈内动脉需要软组织覆盖加以保护。

2. 切除硬膜下肿瘤，造成鼻颅沟通，导致脑脊液鼻漏，术后有颅内感染发生的风险，需要进行颅底重建封闭颅底缺损。

3. 内镜颅底术后创面较大，避免颅底组织广泛裸露造成炎症和感染，需要同期进行颅底重建。

常用的重建修补材料可分为：①鼻外来源的股外侧阔筋膜、腹部脂肪和带蒂帽状腱膜骨膜瓣；②鼻内来源的中鼻甲/下鼻甲游离黏膜瓣、带蒂鼻中隔黏膜瓣等。这些材料虽都能满足颅底修补的需求，但它们也有各自的特点和局限性。已有研究表明，颅底小缺损和颅底大缺损的修复需要区别对待。修复颅底小缺损比较简单，其成功率与修复方法或组织类型无关，不管是游离皮瓣还是带蒂皮瓣均可以获得超过95%的稳定成功率。然而，修复颅底大缺损更加推荐带血管蒂的组织瓣，因为带蒂瓣可以更快、更可靠地促进伤口的愈合，从而降低颈内动脉裸露或减少鼻腔鼻窦与颅内交通的风险。2006年，来自阿根廷Rosario大学的Hadad和Bassagasteguy等最早报道了带蒂鼻中隔黏膜瓣的制备和使用。这项技术在美国匹兹堡大学医学中心鼻颅底手术中得到广泛应用，减少了手术后脑脊液漏的发生率，并成为一种常规的颅底修复技术。而且在鼻咽癌术后的鼻颅底重建中，其可以有效保护颈内动脉，避免颈内动脉裸露。

（一）手术步骤

1. 全身麻醉成功后消毒铺巾，收缩鼻腔黏膜后将下鼻甲和中鼻甲骨折外移。可以切除同侧中鼻甲，以利于显露。

2. 采用自制针状电刀或等离子，第一切口由后鼻孔上缘沿鼻中隔后端下行至鼻底，再向前，第二切口则起自蝶窦口下缘沿鼻顶下方约10mm（保护嗅黏膜），向前至鼻中隔前部黏膜与皮肤交界处。两个切口在鼻中隔最前部通过一垂直切口连接起来。

3. 剥离子在黏软骨膜或黏骨膜下剥离，将黏膜瓣掀起，最后剥离到蝶窦口前下与后鼻孔上缘之间，蒂位于此处，即鼻后中隔动脉走行的位置。制作好的带蒂鼻中隔黏膜瓣可放在鼻咽部或上颌窦内，用纱条覆盖保护。

4. 鼻颅底手术切除过程完成后，清理术腔，然后将带蒂鼻中隔黏膜瓣覆盖颅底缺损区或颈内动脉裸露区。

（二）适应证

目前经鼻内镜下带蒂鼻中隔黏膜瓣修复术广泛应用于鼻咽癌术后和鼻颅底术后的重建。

1. 带蒂鼻中隔黏膜瓣主要用于Ⅱ型和Ⅲ型鼻咽癌切除术后的修复。

2. 切除硬脑膜需行颅底重建的手术：包括但不局限于垂体瘤、颅咽管瘤、脑膜瘤、神经鞘瘤、脊索瘤、涉及颅内的鼻腔鼻窦肿瘤等。

3. 自发性、医源性或外伤性脑脊液漏需行颅底重建手术。

（三）禁忌证

1. 鼻中隔黏膜受肿瘤侵犯。

2. 鼻后中隔动脉受破坏，鼻中隔黏膜瓣可能会坏死，不推荐使用。

3. 鼻中隔大穿孔导致鼻中隔黏膜面积严重受限，不推荐使用。

4. 其他原因造成的鼻中隔黏膜萎缩或糜烂，预计鼻中隔黏膜生长不良，不推荐使用。

（四）不良反应

1. 鼻部不适　比较常见的不良反应有鼻腔结痂、干燥，待鼻中隔重新上皮化后症状可好转。

2. 黏膜瓣坏死　如果鼻后中隔动脉严重受损，或蒂扭转，或黏膜瓣受压，则可能会发生缺血性坏死。

（五）分步操作图谱

以下将通过示意图形式向大家展示带蒂鼻中隔黏膜瓣的制备（图 7-1 ～图 7-4）。

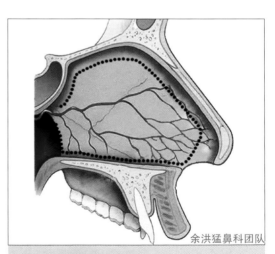

图 7-1　鼻中隔黏膜瓣切口

下切口由后鼻孔上缘沿中隔后端下行至鼻底，再向前，上切口则起自蝶窦口下缘沿鼻顶下方约 10mm（保护嗅黏膜），向前至鼻中隔前部黏膜与皮肤交界处。两个切口在鼻中隔最前部通过一垂直切口连接起来

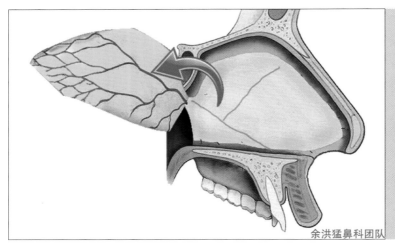

图 7-2　掀起鼻中隔黏膜瓣

剥离子在黏软骨膜或黏骨膜下剥离,将皮瓣掀起,最后剥离到蝶窦口前下与后鼻孔上缘之间,蒂位于此处,即鼻后中隔动脉走行的位置。制作好的带蒂鼻中隔黏膜瓣可放在鼻咽部或上颌窦内,用纱条覆盖保护。至此完成鼻中隔黏膜瓣的制备

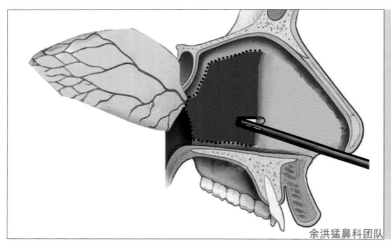

图 7-3　去除鼻中隔后端骨质

因①鼻咽部切除常需要去除鼻中隔后端以广泛显露鼻咽部;②获取鼻中隔黏膜瓣后广泛的骨质裸露会造成鼻腔结痂、干燥。故可考虑去除鼻中隔后端骨质后,将对侧鼻中隔后端的黏膜翻折过来,覆盖在鼻中隔前端以保护裸露的鼻中隔骨质

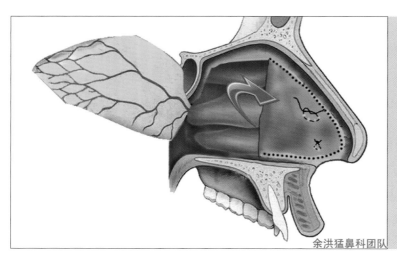

图 7-4　翻转对侧鼻中隔黏膜并缝合到对侧

图 7-1 和图 7-2 为常规鼻中隔黏膜瓣制备。图 7-3 和图 7-4 为改良的鼻中隔黏膜瓣制备方法

二、颞肌瓣

对于颅底广泛缺损的Ⅲ型和Ⅳ型鼻咽癌手术患者，尤其是病变侵犯颈内动脉周围、导致颈内动脉裸露的患者，需要组织量更多、面积更大、血供更丰富的组织瓣进行颅底修复。特别是鼻中隔黏膜瓣的血管供应受损，或者广泛的缺损需要更多的组织量修复时，用颞肌瓣进行颅底修复是一种可靠的方法。

（一）头皮及面神经额支解剖要点

1. 头皮的解剖 以上颞线为界，其外侧的颞部和内侧的额顶部由浅至深具有不同的分层。

颞部：①皮肤及皮下组织；②帽状腱膜（此部位亦称额颞筋膜）；③帽状腱膜下疏松结缔组织；④颞肌筋膜及相应的脂肪垫；⑤颞肌；⑥颞骨膜。

额顶部：①皮肤及皮下组织；②帽状腱膜；③帽状腱膜下疏松结缔组织；④额骨膜。

在颞部及额顶部，皮肤及皮下组织、帽状腱膜和帽状腱膜下疏松结缔组织是相互延续的。额肌包裹于帽状腱膜内，颞部的颞深筋膜浅层、深层及颞肌深面的骨膜在上颞线处融合为一层，与内侧的额骨膜相延续。

颞部脂肪垫分三层，由浅入深分别为：①帽状腱膜下脂肪垫，此层在颞部位于帽状腱膜和颞深筋膜浅层之间，在额顶部位于帽状腱膜和骨膜之间，较为疏松，易于

分离；②筋膜间脂肪垫，位于颞深筋膜浅、深层之间，其后缘距眶上缘约 4cm；③颞深脂肪垫，位于颞肌和颞深筋膜深层之间。

2. 面神经额支解剖 面神经颞支通常分为前、中、后三支，向上跨过颧弓。其中额肌支支配额肌；眼轮匝肌支支配眼轮匝肌；耳肌支支配耳周围肌及颞顶肌。做颞肌瓣时需要保护前、中两支。在颧弓平面，耳屏至面神经颞支后支的平均距离为 15.3mm。额颞部，面神经颞支埋藏于颞部的帽状腱膜下脂肪垫，然后越过颞上线，再到达额部的蜂窝组织，最终从深面支配该区域表情肌。

3. 颞肌的解剖 颞肌起自颞窝，肌束如扇形向下会聚，通过颧弓的深面，止于下颌骨的冠突。做颞肌瓣时，由上至下分离颞肌，游离直至下颌骨冠突。以冠突附着点为中心，将颞肌瓣转入鼻咽腔覆盖创面。

（二）保护面神经额支操作要点

保护面神经额支有两个方法：

筋膜间 - 骨膜下瓣：下端切口起始处要靠近耳屏，不超过耳屏前 1.5cm。做好切口后从后向前分离皮瓣。在颞部上方，应沿颞深筋膜浅层和颞深筋膜深层之间分离，到达筋膜间脂肪垫（距眶上缘约 4cm）时应沿此脂肪垫所在的层次（即颞深筋膜浅层的深面）进一步向前分离，而颞深筋膜深层则附着在颞肌表面。

筋膜下 - 骨膜下瓣：此皮瓣获取方法与筋膜间 - 骨膜下皮瓣的区别在于上颞线

外侧的分离层次位于颞深筋膜深层深面，而不是颞深筋膜浅层深面。此方法同样可以保证面神经额支不被损伤，但缺点是颞肌表面缺少了颞深筋膜深层的保护，可能会造成颞肌的损伤。

（三）颞肌瓣的血供

供应颞肌的动脉主要有三条：颞深前动脉、颞深后动脉和颞深中动脉。

颞深前动脉由上颌动脉的翼肌段（第二段）发出。该动脉在颞肌前缘的深面与眶侧壁前缘的骨骼之间上升，最后进入颞肌的前部。根据标本的X线片显示，该动脉主要供应颞肌的前份。采用肌肉的X线片面积评估供应面积，全颞肌的11%～25%（平均17%）的区域是由颞深前动脉供应。

颞深后动脉由上颌动脉的翼肌段（第二段）发出，走行于颞肌与颅骨骨膜之间，进入肌肉的中份。X线片显示，动脉供应颞肌中份，占全部颞肌面积的27%～50%（平均为38%）。该动脉为供应颞肌最重要的动脉。这一动脉与供应肌肉的另外2个主要动脉之间通过终末支形成广泛的吻合。

颞深中动脉为颞浅动脉分支，通常起源于颧弓下0.5～2cm，并在颧弓上水平立刻穿入颞深筋膜并继续向上走行，向颞肌发出穿支，与颞深动脉吻合。供应颞肌后份和上份的30%～58%（平均为45%）。适用于鼻颅底修复的颞肌瓣需要将其向内转位，所以需要切断颞深中动脉，留颞深前动脉及颞深后动脉保持血供。

这里介绍了颞肌瓣的解剖学知识和手术技术（图7-5～图7-9）。颞肌瓣是重建中颅底和后颅底缺损的重要手段之一。带蒂颞肌瓣需跨过翼腭窝，其长度受到限制，所以在前颅底缺损修复时受到限制。此外，颞肌瓣最大的缺点是需要外部切口，创伤较大，由此可能会带来一些并发症，如前额感觉异常、面神经额支麻痹、脱发、切

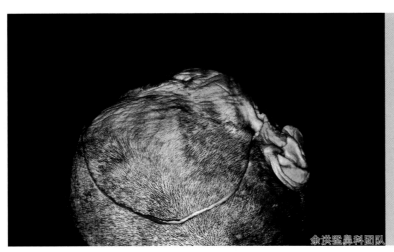

图7-5 半冠状切口

由发际线前额正中，弧形向后外侧到颞顶部，再弧形向前下，耳屏前1cm左右（距耳屏1.5cm内）切开皮肤及皮下组织、帽状腱膜，达疏松结缔组织层。切口避免超过耳屏前方1cm以避免损伤面神经额支

口瘢痕等。但我们不能忽视它的重要性，特别是当鼻中隔带蒂黏膜瓣或其他鼻腔内带蒂组织瓣不可用时，颞肌瓣是重要的重建方案。

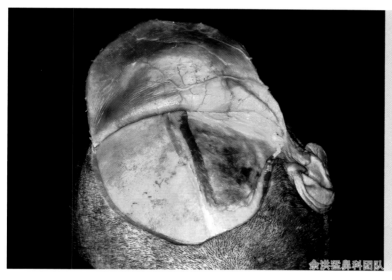

图 7-6　掀起皮瓣

从额部往颞部掀起皮瓣，靠近颧弓时，可见筋膜间脂肪垫位于颞深筋膜浅层和深层之间

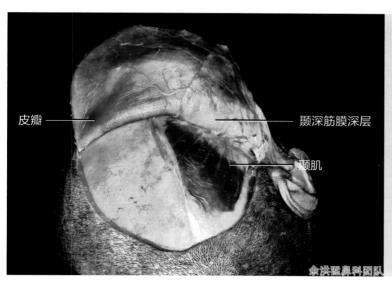

皮瓣　　　　　颞深筋膜深层

颞肌

图 7-7　颞深筋膜深层

图示筋膜下 - 骨膜下瓣，将颞深筋膜深层和皮瓣一同掀起，此方法可以保证面神经额支不被损伤，但缺点是颞肌表面缺少了颞深筋膜深层的保护，可能会造成移植后颞肌的坏死

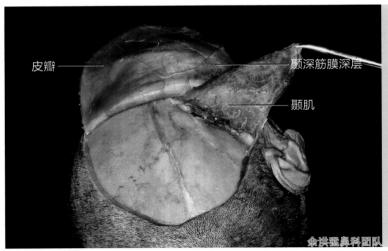

图 7-8　颞肌

掀起颞肌。分离颞肌瓣至冠突

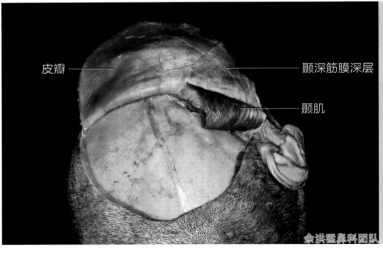

图 7-9　颞肌转位

颞肌瓣经颞下窝、上颌窦后外壁转入鼻腔进行颅底重建

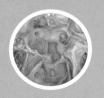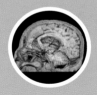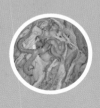

下 篇

内镜鼻咽癌手术图谱

第8章 鼻咽癌外科治疗概述

　　鼻咽癌是发生于鼻咽部及鼻颅底区域上皮源性的恶性肿瘤，是我国高发肿瘤之一。鼻咽癌在东南亚和我国南方的发生率较高，其中以我国广东省发病率最高，年发病率为（25～50）/10万。2014年我国鼻咽癌新发病例为4.46万例，死亡病例为2.42万例。我国鼻咽癌的发病率和死亡率高于全球平均水平，死亡病例约占全球鼻咽癌全部死亡病例的40%。初发鼻咽癌首选放射治疗，随着放疗技术的不断提高，鼻咽癌患者的预后已得到明显改善，但仍有10%～15%的患者复发。复发性鼻咽癌再程放疗的5年生存率为30.3%～55.5%。《"健康中国2030"规划纲要》提出，到2030年实现总体癌症5年生存率提高15%。因此，提高复发性鼻咽癌的总体生存率成为当前肿瘤防治战略及目标的重要组成部分。

　　长期以来，放疗及辅助化疗是复发性鼻咽癌的治疗手段之一。再程放疗一方面能获得较好的肿瘤控制，另一方面，又因为不可避免的放疗后遗症，导致患者生存率下降。

　　再程放疗面临的问题包括：①复发性鼻咽癌再程放疗的疗效较低。目前认为，鼻咽癌复发多是放射抵抗的肿瘤细胞所致，对放疗的敏感性低。多数患者肿瘤复发时已为晚期。 现有研究数据显示，对复发性鼻咽癌行再程放疗后，5年生存率为30.3%～55.5%。②复发性鼻咽癌再程放疗的严重并发症发生率较高。据文献报道，严重晚期不良反应总发生率高达48.1%～73.3%，主要为黏膜坏死/溃疡、颞叶坏死、脑神经麻痹、张口困难和鼻咽大出血。再程放疗会严重影响患者的生活质量，甚至增加颈内动脉破裂的风险，危及患者生命 。

　　鉴于复发性鼻咽癌再程放疗存在的上述问题，国内外学者在复发性鼻咽癌的外科治疗上进行了进一步探索。常用的手术方式包括经颞下窝入路、上颌骨外旋进路、腭进路、经鼻侧切开进路等。以William I. Wei开创的上颌骨外旋为代表的开放入路鼻咽切除术治疗复发性鼻咽癌5年生存率和局部控制率分别为 56% 和 74%。但开放性手术存在手术入路行程长、术中出血多、视野狭窄、显露不全、手术创伤大、术后瘢痕形成等缺点，且术后张口困难、吞咽困难、面部瘢痕等并发症较多，严重降低患者的生活质量。

由于传统开放性手术入路的上述缺点，随着内镜颅底外科的发展，内镜颅底手术逐渐用于复发性鼻咽癌的治疗。内镜颅底手术在避免开放入路面部瘢痕的基础上，手术视野更加清晰，术后并发症大大减少。2005 年 Yoshizaki 等首次报道了 4 例复发性鼻咽癌的内镜手术。随后，内镜手术治疗复发性鼻咽癌逐渐得到耳鼻喉科医师的重视，目前主要集中于早期复发性鼻咽癌的回顾性研究，并取得了与再程放疗相当的生存率。本团队在早期复发性鼻咽癌内镜手术治疗的基础上，率先对中晚期复发性鼻咽癌内镜颅底微创手术治疗进行了探索，回顾性分析 91 例复发性鼻咽癌内镜手术的随访资料，结果显示早期复发性鼻咽患者的 2 年生存率为 82.2%，中晚期（T_3、T_4）患者的 2 年生存率为 56.2%，且无手术相关严重并发症发生。以上研究初步证实内镜手术治疗复发性鼻咽癌具有一定优势。

另外，肿瘤侵犯颈内动脉一直被列为内镜手术治疗复发性鼻咽癌的禁忌证，使得这部分患者失去了治疗的机会。因此，如何处理侵犯颈内动脉的复发性鼻咽癌，成为内镜手术治疗亟需解决的难题。此外，术后鼻咽颅底重建是影响患者预后的重要因素之一。目前，复发性鼻咽癌手术常用的颅底重建方法包括使用局部人工材料贴覆及带蒂的局部黏膜瓣修复，但带蒂的黏膜瓣用于中晚期病变的术后重建仍有约 10% 的患者出现黏膜瓣坏死。所以，探寻更理想的颅底重建方法成为复发性鼻咽癌内镜手术治疗的关键。

复旦大学附属眼耳鼻喉科医院设有鼻颅底外科诊疗中心、放疗科、整复外科、影像科以及由各学科组成的鼻颅底肿瘤 MDT 团队，内镜下鼻颅底外科水平处于国际领先地位。率先开展巨大鼻颅沟通性肿瘤手术治疗，完成国际首例"内镜下上颌骨全切术"，优化"内镜下翼腭窝手术"及"内镜辅助下颊部切开手术"等手术入路。在国际上首次提出"四型鼻咽切除术"分型标准。成功开展了中晚期复发性鼻咽癌的内镜手术治疗，通过栓塞颈内动脉，切除侵犯颈内动脉的复发性鼻咽癌。同时，率先将"颅内外血管旁路移植"技术引入复发性鼻咽癌的内镜手术治疗中，并将颞肌瓣用于复发性鼻咽癌内镜手术后的颅底重建，提高了患者的生存率及生活质量；创立颈内动脉 5S 评估体系，提出颈内动脉处理方案。鉴于在鼻颅底外科领域取得的成就，该中心获得了多项基金资助，将鼻颅底外科创新技术向全国推广。

第9章 Ⅰ型鼻咽癌切除术

一、Ⅰ型鼻咽癌切除手术简介

（一）切除范围

鼻咽中线区：上方至蝶骨平台水平；下方至硬腭平面；外侧界为咽鼓管圆枕与斜坡段颈内动脉所在矢状面；后至头长肌及咽颅底筋膜；向前至鼻腔和筛窦。

（二）适应证

内镜下Ⅰ型鼻咽癌切除术用于处理 T_1 期和局限于上述中线区 T_3 期的 rNPC。

（三）手术步骤

1.单鼻孔或双鼻孔径路，开放双侧蝶窦，去除蝶窦间隔，去除鼻中隔后端，磨除蝶窦底，将蝶窦与鼻咽部轮廓化。

2.获取足够安全边缘，完整切除肿瘤及其周围可疑组织：上方至蝶骨平台水平；下方至硬腭平面；外侧界至蝶窦外侧壁、咽鼓管圆枕、翼内板；后至头长肌（或咽颅底筋膜）；向前至鼻腔和筛窦。肿瘤向下侵犯至口咽后壁的病变，内镜经鼻联合经口的手术径路对肿瘤进行完整切除。

（四）颅底重建Ⅰ型鼻咽癌切除术不需要进行鼻咽鼻颅底的重建

Ⅰ型鼻咽癌切除术可以不进行鼻咽鼻颅底重建。

下面以病例形式展示Ⅰ型鼻咽癌术（图9-1～图9-28）。

70

二、手术步骤

见图 9-1 ～图 9-28。

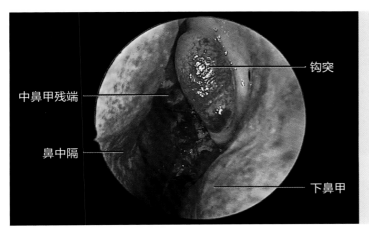

图 9-1　中鼻甲部分切除

切除左侧部分中鼻甲，扩大手术空间和视野

钩突

中鼻甲残端

鼻中隔

下鼻甲

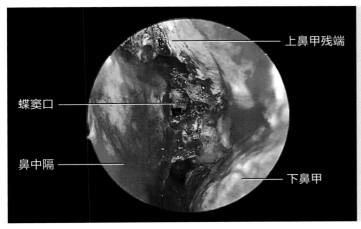

图 9-2　蝶窦

切除部分上鼻甲，显露蝶筛隐窝。蝶窦口常位于上鼻甲或最上鼻甲的后上方。

蝶窦位于蝶骨体中，在上鼻甲后上方，左、右各一，出生后仅有容积很小的蝶窦始基。3 岁时开始发育，且两侧发育较对称；6 岁时大部分已发育，至青春期，两侧发展则不一致；故成人两侧蝶窦的形状、大小常不相同

上鼻甲残端

蝶窦口

鼻中隔

下鼻甲

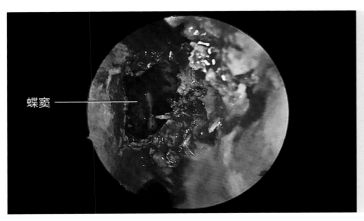

图 9-3　扩大蝶窦口

使用蝶窦咬骨钳扩大蝶窦开口。蝶窦间隔将蝶窦分为左、右两个窦腔。蝶窦发育常有差异，蝶窦间隔不一定居中，故两侧蝶窦腔大小和形态多不对称

蝶窦

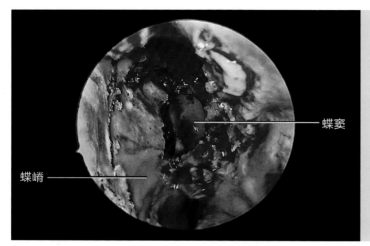

图9-4 蝶嵴、鼻中隔后端

使用等离子刀切除鼻中隔后端黏膜

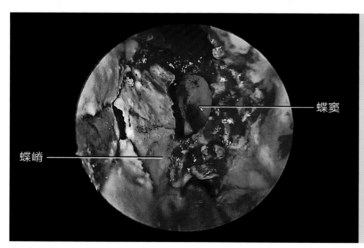

图9-5 鼻中隔骨折

使用剥离子向对侧推压鼻中隔后端使之骨折

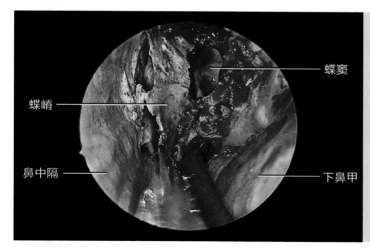

图9-6 蝶嵴（1）

显露蝶嵴：是蝶骨体前方一垂直正中嵴，与筛骨垂直板的后缘相连，构成鼻中隔的一部分。在蝶嵴的两侧各有一个蝶窦开口。

蝶嘴：为向下突出的中间嵴，它与犁骨形成关节

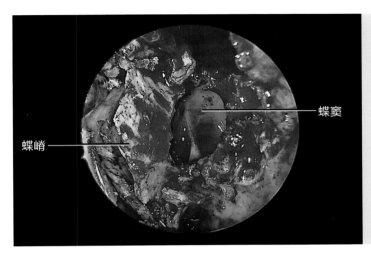

图 9-7 **蝶嵴（2）**

逐步显露蝶嵴。拟在蝶嵴右侧显露右侧蝶窦口

蝶窦

蝶嵴

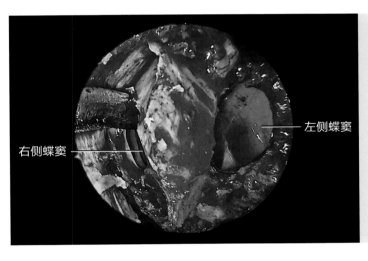

图 9-8 **对侧蝶窦**

根据左侧蝶窦口所在水平，判断右侧蝶窦所处的位置，使用剥离子探入右侧蝶窦

左侧蝶窦

右侧蝶窦

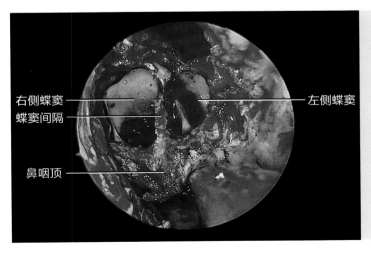

图 9-9 **蝶窦间隔**

蝶窦常被蝶窦间隔分为左、右各一个，但两侧间隔常不相等

右侧蝶窦

蝶窦间隔

鼻咽顶

左侧蝶窦

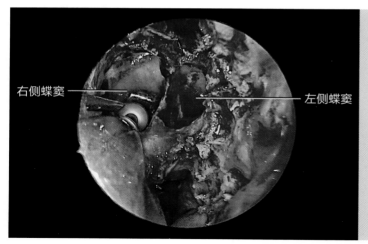

图 9-10 **蝶窦底壁**

磨低蝶窦间隔和蝶窦底壁

右侧蝶窦 —— | —— 左侧蝶窦

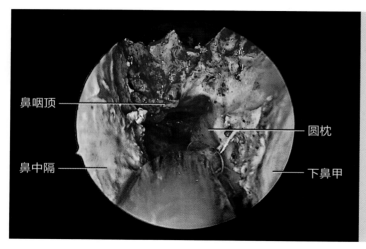

图 9-11 **下鼻甲**

为了更好地显露双侧鼻咽部和咽隐窝，常需要切除下鼻甲后端

鼻咽顶 —— | —— 圆枕

鼻中隔 —— | —— 下鼻甲

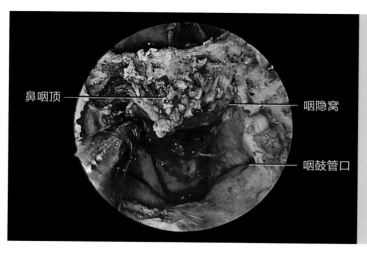

图 9-12 **双侧咽隐窝**

通过去除鼻中隔后端、下鼻甲后端，在一个鼻内镜视野里可以看到双侧咽隐窝

鼻咽顶 —— | —— 咽隐窝

—— 咽鼓管口

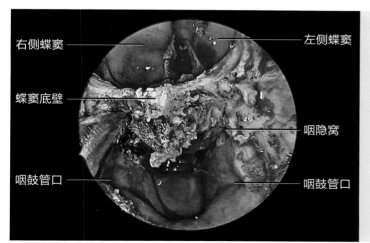

右侧蝶窦

蝶窦底壁

咽鼓管口

左侧蝶窦

咽隐窝

咽鼓管口

图 9-13 犁骨后端

显露犁骨后端，拟去除蝶窦与鼻咽部的骨质间隔，将蝶窦与鼻咽贯通

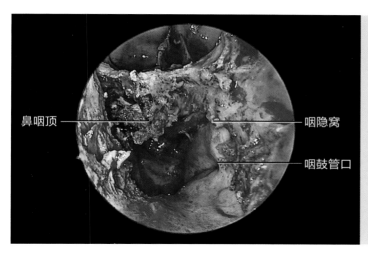

鼻咽顶

咽隐窝

咽鼓管口

图 9-14 鼻咽顶

蝶窦底壁，即鼻咽顶

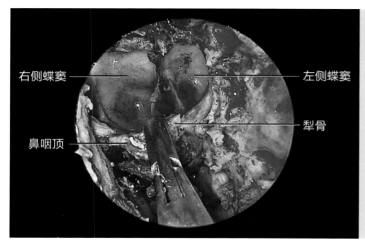

右侧蝶窦

鼻咽顶

左侧蝶窦

犁骨

图 9-15 犁骨（1）

髓核钳可以去除犁骨

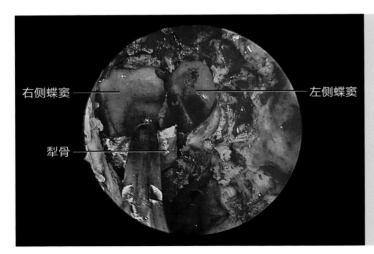

图 9-16 犁骨（2）

髓核钳掰断犁骨

右侧蝶窦

左侧蝶窦

犁骨

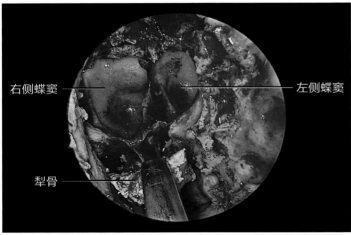

图 9-17 犁骨（3）

取出犁骨

右侧蝶窦

左侧蝶窦

犁骨

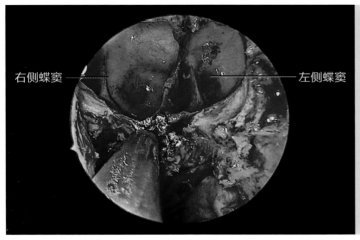

图 9-18 止血（1）

电凝犁骨与蝶骨连接处的出血点

右侧蝶窦

左侧蝶窦

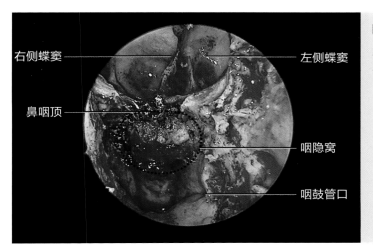

右侧蝶窦
左侧蝶窦
鼻咽顶
咽隐窝
咽鼓管口

图 9-19　鼻咽部肿瘤（1）

定位鼻咽部肿瘤组织，拟做切缘
黑色虚线为切缘，其内为肿瘤

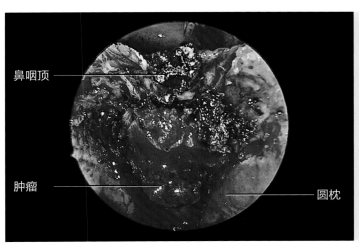

鼻咽顶
肿瘤
圆枕

图 9-20　鼻咽部肿瘤（2）

使用等离子刀切除肿瘤

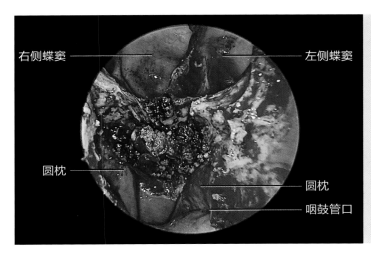

右侧蝶窦
左侧蝶窦
圆枕
圆枕
咽鼓管口

图 9-21　鼻咽部肿瘤（3）

切除鼻咽部肿瘤

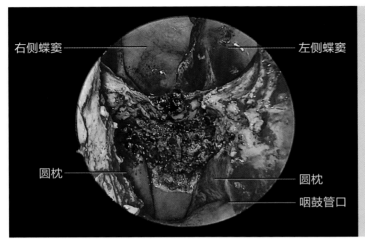

图9-22 止血（2）

切除鼻咽部肿瘤后，充分止血

右侧蝶窦 左侧蝶窦 圆枕 圆枕 咽鼓管口

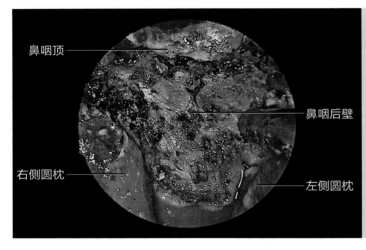

图9-23 鼻咽后壁（1）

向后切至咽颅底筋膜

鼻咽顶 鼻咽后壁 右侧圆枕 左侧圆枕

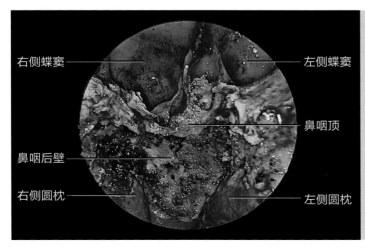

图9-24 鼻咽后壁（2）

图示肿瘤完整切除

右侧蝶窦 左侧蝶窦 鼻咽顶 鼻咽后壁 右侧圆枕 左侧圆枕

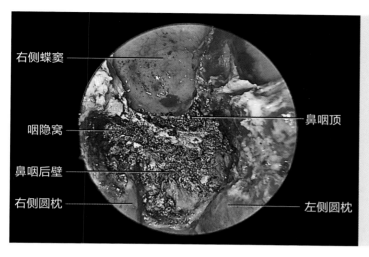

图 9-25　止血（3）

电凝充分止血

右侧蝶窦

咽隐窝

鼻咽后壁

右侧圆枕

鼻咽顶

左侧圆枕

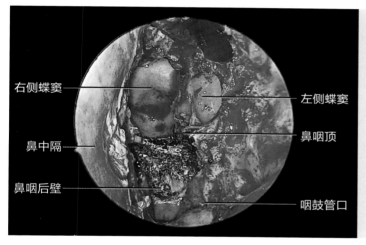

图 9-26　鼻咽部（1）

图示鼻咽部与周围组织空间结构关系

右侧蝶窦

鼻中隔

鼻咽后壁

左侧蝶窦

鼻咽顶

咽鼓管口

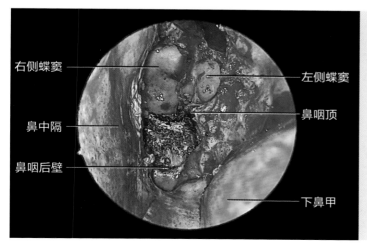

图 9-27　鼻咽部（2）

冲洗术腔

右侧蝶窦

鼻中隔

鼻咽后壁

左侧蝶窦

鼻咽顶

下鼻甲

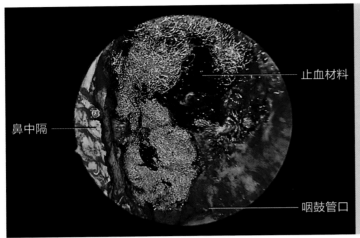

鼻中隔

止血材料

咽鼓管口

图 9-28　创面止血
填塞鼻咽部。内镜下鼻咽癌 I 型
手术可以不进行修复

第10章 Ⅱ型鼻咽癌切除术

一、Ⅱ型鼻咽癌切除手术简介

（一）切除范围

鼻咽癌Ⅱ型手术，上方至蝶骨平台水平；下方至硬腭平面；后至头长肌（或咽颅底筋膜）；向前至鼻腔和筛窦。外侧界至斜坡段颈内动脉、破裂孔段颈内动脉、翼外板。

（二）适应证

咽隐窝是鼻咽癌（包括复发性鼻咽癌）的好发部位，肿瘤可沿咽隐窝向外侵犯上咽旁间隙，向外上可至海绵窦，向后外可侵犯甚至包绕咽旁段ICA。内镜Ⅱ型鼻咽癌手术用于处理向咽旁间隙侵犯的复发性鼻咽癌，主要用于T₂期的复发性鼻咽癌。

（三）手术步骤

1. 经单鼻孔或双鼻孔径路，开放患侧上颌窦、筛窦，开放双侧蝶窦，去除蝶窦间隔，去除鼻中隔后端，磨除蝶窦底，将蝶窦与鼻咽部轮廓化。

2. 扩大上颌窦口，去除腭骨垂直板，阻断腭降动脉，去除上颌窦后壁骨质，显露并切断腭鞘动脉，将翼腭窝组织外移，显露翼突根部、翼内板和翼管神经，显露翼管外上方的圆孔和上颌神经。

3. 沿翼管神经向后磨除翼突骨质，结合蝶翼突裂、翼突结节定位破裂孔段颈内动脉，定位斜坡段颈内动脉和海绵窦前壁；继续磨除翼突根部显露翼内肌和腭帆张肌，切除咽上缩肌，显露腭帆提肌和咽鼓管软骨段，在腭帆张肌与咽上缩肌围成的上咽旁间隙内侧部分向后切除，向后至茎突后咽旁间隙，术中使用导航和多普勒定位咽旁段颈内动脉，切除咽鼓管软骨段和病变组织。

4. 获取足够安全边缘，完整切除肿瘤及其周围可疑组织：上方至蝶骨平台水平；下方至硬腭平面；外侧界至斜坡段颈内动脉、破裂孔段颈内动脉、翼外板，后至头长肌（或咽颅底筋膜）；向前至鼻腔和筛窦。

（四）颅底重建

Ⅱ型鼻咽癌切除术可以使用鼻中隔黏膜瓣覆盖裸露的颈内动脉及鼻咽部创面。

二、手术步骤

见图 10-1 ～图 10-25。

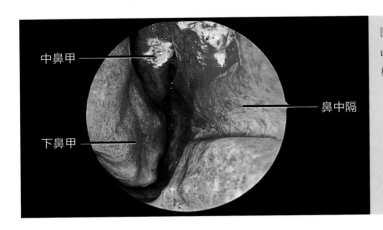

图 10-1　鼻腔

收敛鼻腔黏膜，充分显露鼻腔结构

中鼻甲

鼻中隔

下鼻甲

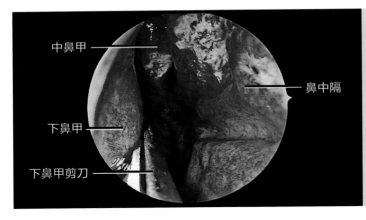

图 10-2　下鼻甲部分切除

切除下鼻甲后端，充分显露鼻咽部

中鼻甲

鼻中隔

下鼻甲

下鼻甲剪刀

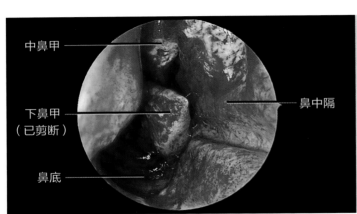

图 10-3　下鼻甲部分切除

去除下鼻甲后端，放入生理盐水备用，制作下鼻甲游离黏膜瓣

中鼻甲

鼻中隔

下鼻甲
（已剪断）

鼻底

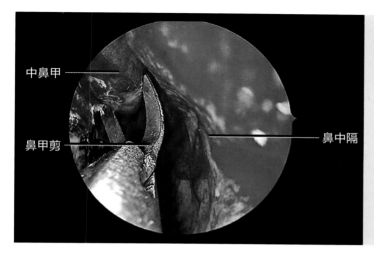

中鼻甲

鼻甲剪

鼻中隔

图 10-4　中鼻甲部分切除

切除部分中鼻甲，放入生理盐水备用，制作中鼻甲游离黏膜瓣

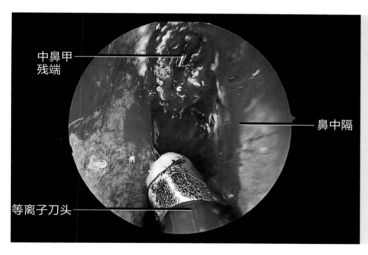

中鼻甲
残端

鼻中隔

等离子刀头

图 10-5　止血

等离子止血

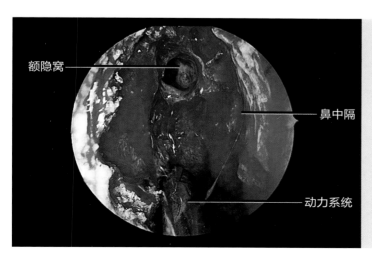

额隐窝

鼻中隔

动力系统

图 10-6　全组鼻窦开放

切割吸引器进行右侧全组鼻窦开放

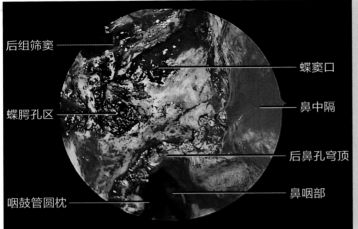

后组筛窦
蝶腭孔区
咽鼓管圆枕

蝶窦口
鼻中隔
后鼻孔穹顶
鼻咽部

图 10-7 蝶窦口

充分显露蝶窦口

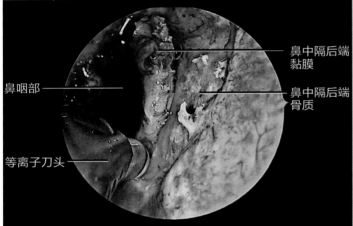

鼻咽部
等离子刀头

鼻中隔后端黏膜
鼻中隔后端骨质

图 10-8 鼻中隔后端

切除鼻中隔后端，显露鼻咽部

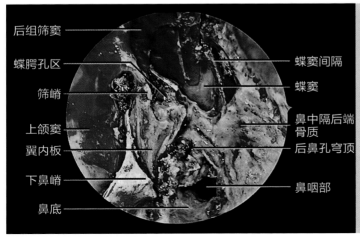

后组筛窦
蝶腭孔区
筛嵴
上颌窦
翼内板
下鼻嵴
鼻底

蝶窦间隔
蝶窦
鼻中隔后端骨质
后鼻孔穹顶
鼻咽部

图 10-9 翼突根

显露翼突根，拟磨除翼突根，显露鼻咽外侧壁

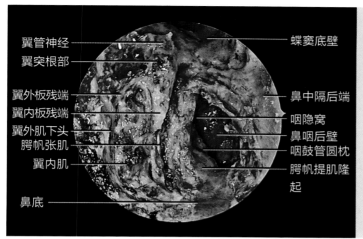

翼管神经
翼突根部

翼外板残端
翼内板残端
翼外肌下头
腭帆张肌
翼内肌

鼻底

蝶窦底壁

鼻中隔后端
咽隐窝
鼻咽后壁
咽鼓管圆枕
腭帆提肌隆起

图 10-10　经翼突入路

磨除翼内板、翼外板、翼突根部骨质

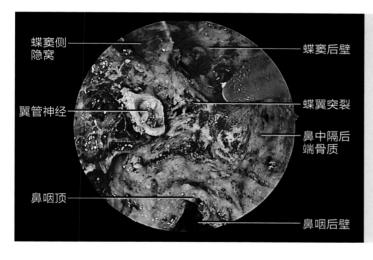

蝶窦侧隐窝

翼管神经

鼻咽顶

蝶窦后壁

蝶翼突裂

鼻中隔后端骨质

鼻咽后壁

图 10-11　翼管神经

沿翼管神经向后磨除，拟显露破裂孔段颈内动脉

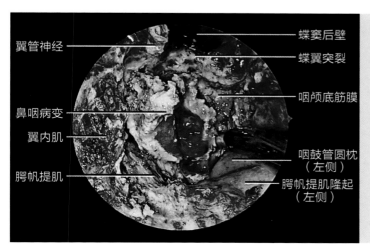

翼管神经

鼻咽病变
翼内肌

腭帆提肌

蝶窦后壁
蝶翼突裂
咽颅底筋膜

咽鼓管圆枕（左侧）
腭帆提肌隆起（左侧）

图 10-12　鼻咽部

等离子切除鼻咽部肿瘤

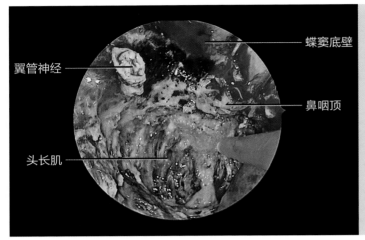

图 10-13 头长肌

切除鼻咽部肿瘤，向后显露头长肌

图中标注：蝶窦底壁、翼管神经、鼻咽顶、头长肌

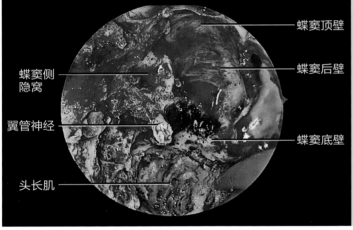

图 10-14 翼管神经

术中时刻注意翼管神经所在位置，避免损伤破裂孔段颈内动脉

图中标注：蝶窦顶壁、蝶窦后壁、蝶窦底壁、蝶窦侧隐窝、翼管神经、头长肌

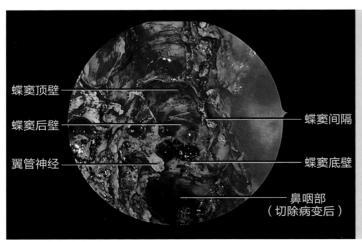

图 10-15 蝶窦

将蝶窦与鼻咽部贯通

图中标注：蝶窦顶壁、蝶窦后壁、翼管神经、蝶窦间隔、蝶窦底壁、鼻咽部（切除病变后）

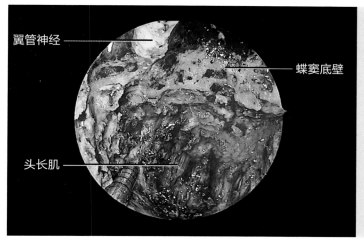

图 10-16　鼻咽外侧壁（1）

切除右侧鼻咽外侧壁可疑病变组织

翼管神经
蝶窦底壁
头长肌

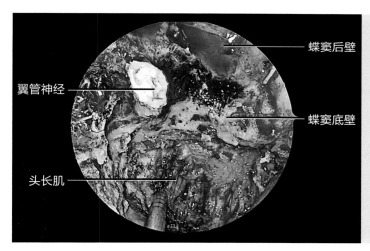

图 10-17　鼻咽外侧壁（2）

上图的局部放大

蝶窦后壁
翼管神经
蝶窦底壁
头长肌

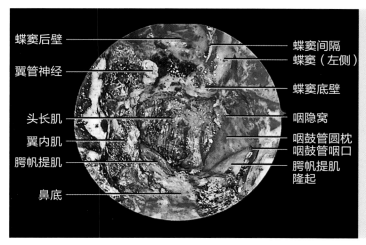

图 10-18　术腔全景图

图示术腔及其周围结构

蝶窦后壁
翼管神经
头长肌
翼内肌
腭帆提肌
鼻底
蝶窦间隔
蝶窦（左侧）
蝶窦底壁
咽隐窝
咽鼓管圆枕
咽鼓管咽口
腭帆提肌隆起

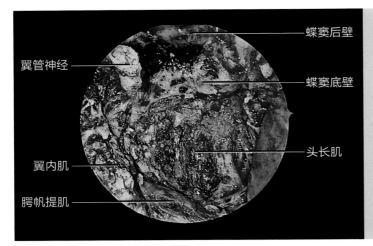

图 10-19 检查术腔

图示肿瘤完整切除

蝶窦后壁
翼管神经
蝶窦底壁
头长肌
翼内肌
腭帆提肌

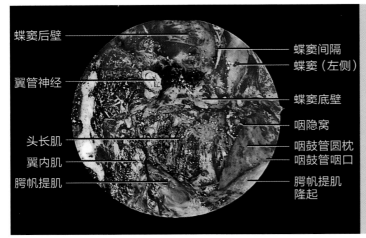

图 10-20 鼻咽周围结构

肿瘤切除后鼻咽周围结构

蝶窦后壁
翼管神经
头长肌
翼内肌
腭帆提肌
蝶窦间隔
蝶窦（左侧）
蝶窦底壁
咽隐窝
咽鼓管圆枕
咽鼓管咽口
腭帆提肌隆起

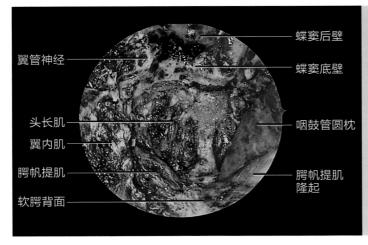

图 10-21 止血

术腔止血

蝶窦后壁
翼管神经
蝶窦底壁
头长肌
翼内肌
腭帆提肌
软腭背面
咽鼓管圆枕
腭帆提肌隆起

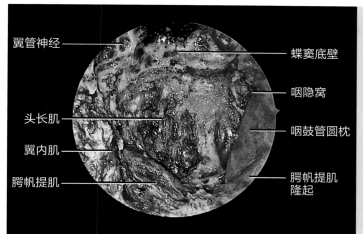

翼管神经

头长肌

翼内肌

腭帆提肌

蝶窦底壁

咽隐窝

咽鼓管圆枕

腭帆提肌
隆起

图 10-22　**冲洗术腔**

充分止血后，使用生理盐水冲洗
术腔

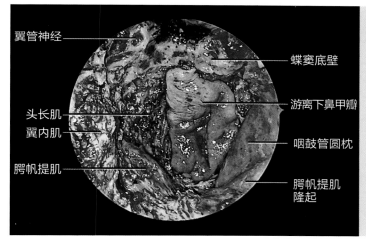

翼管神经

头长肌

翼内肌

腭帆提肌

蝶窦底壁

游离下鼻甲瓣

咽鼓管圆枕

腭帆提肌
隆起

图 10-23　**鼻咽重建（1）**

使用游离黏膜瓣修复鼻咽创面

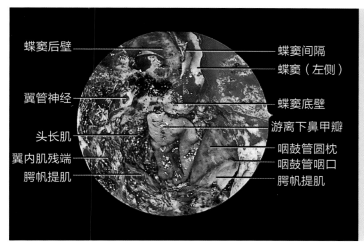

蝶窦后壁

翼管神经

头长肌

翼内肌残端

腭帆提肌

蝶窦间隔

蝶窦（左侧）

蝶窦底壁

游离下鼻甲瓣

咽鼓管圆枕

咽鼓管咽口

腭帆提肌

图 10-24　**鼻咽重建（2）**

上图的远景观

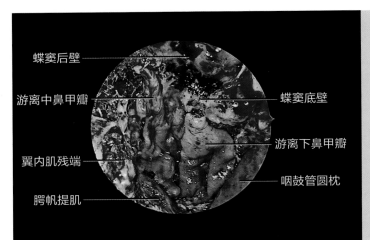

蝶窦后壁

游离中鼻甲瓣

翼内肌残端

腭帆提肌

蝶窦底壁

游离下鼻甲瓣

咽鼓管圆枕

图 10-25　鼻咽重建（3）

进一步使用游离黏膜瓣修复鼻咽创面。最后进行填塞固定。填塞固定时间 1～2 周

第 11 章 Ⅲ型鼻咽癌切除术

一、Ⅲ型鼻咽癌切除手术简介

（一）切除范围

鼻咽癌Ⅲ型手术，上方至蝶骨平台水平；下方至硬腭平面；后至头长肌；向前至鼻腔和筛窦。外侧界包括眼眶及眶上裂、海绵窦、脑神经、岩斜区外侧、颞下窝和颅中窝底（硬膜外），向后外至颞颌关节。

（二）适应证

用于向外侧侵犯至颅中窝底的复发性鼻咽癌，手术切除的范围在Ⅱ型手术的基础上需向咽旁段颈内动脉的外侧继续扩大，包括显露三叉神经第三支（下颌神经）及其各主要分支，显露脑膜中动脉和蝶骨棘。

（三）手术步骤

1.单鼻孔或双鼻孔径路，开放患侧上颌窦、筛窦，开放双侧蝶窦，去除蝶窦间隔，去除鼻中隔后端，磨除蝶窦底，将蝶窦与鼻咽部轮廓化。

2.扩大上颌窦口，去除腭骨垂直板，阻断腭降动脉，去除上颌窦后壁骨质，显露翼突根部，显露并切断腭鞘动脉，将翼腭窝组织外移，显露翼内板和翼管神经，显露翼管外上方的圆孔和上颌神经。

3.改良的柯-陆氏径路完成经同侧上颌窦前壁进入颞下窝和颅中窝底。沿翼管神经向后磨除并显露破裂孔段颈内动脉，定位斜坡段颈内动脉和海绵窦前壁；磨除翼突根部显露翼内肌和腭帆张肌，切除咽上缩肌，显露腭帆提肌和咽鼓管软骨段，在腭帆张肌与咽上缩肌围成的上咽旁间隙内侧向后切除，阻断腭升动脉，向后至茎突后咽旁间隙，术中使用导航和多普勒定位咽旁段颈内动脉，切除咽鼓管软骨段和病变。阻断颌内动脉，将翼外肌从翼外板上剥离，沿翼外板向上定位蝶骨大翼下缘，磨除翼外板，向后显露卵圆孔和下颌神经主干，翼静脉丛的出血采用速即纱填塞止血，定位翼外肌后内侧的舌神经和下牙槽神经，向后显露脑膜中动脉和蝶骨棘。

4.获取足够安全边缘，完整切除肿瘤

及其周围可疑组织：上方至蝶骨平台水平；下方至硬腭平面；健侧界至咽鼓管圆枕与斜坡段颈内动脉所在矢状面；外侧界上至海绵窦外侧壁，外侧界中至破裂孔段和岩骨段颈内动脉，外侧界下至咽旁段颈内动脉外侧方区域、颞肌内侧方，腮腺深叶、颞颌关节；后至颈椎；向前至鼻腔和筛窦。

（四）颅底重建

Ⅲ型鼻咽癌切除术鼻咽颅底重建的重点是保护裸露的颈内动脉。为了防止因广泛颅底骨质及重要器官裸露导致的创面感染等并发症，特别是迟发性颈内动脉大出血，术后需同时行一期颅底重建，首选带蒂的鼻中隔黏膜瓣，若病变没有累及同侧的鼻中隔黏膜瓣及蝶腭动脉的鼻后中隔动脉，可选择同侧的鼻中隔黏膜瓣，否则需要选择对侧的鼻中隔黏膜瓣；若双侧鼻中隔黏膜瓣不可用，则需要使用颞肌筋膜瓣，经颞下窝转入鼻咽部进行鼻咽颅底区的重建。

二、手术步骤

见图 11-1 ～图 11-35。

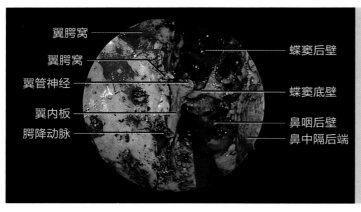

图 11-1　切除鼻腔外侧壁
完成右侧全组鼻窦开放后，切除右侧鼻腔外侧壁

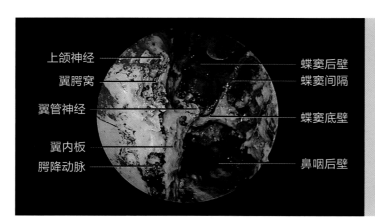

图 11-2　显露翼管
显露翼管、圆孔，拟向后磨除翼突根部

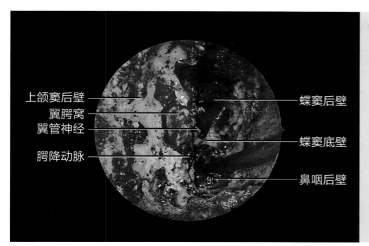

图 11-3　翼腭窝

切除上颌窦后外壁内侧的骨质，
显露翼腭窝

上颌窦后壁
翼腭窝
翼管神经
腭降动脉

蝶窦后壁
蝶窦底壁
鼻咽后壁

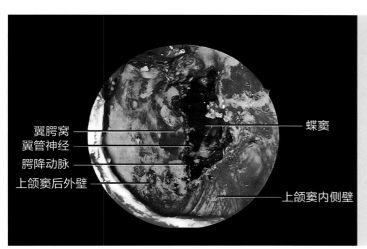

图 11-4　经上颌窦前壁入路

即 Caldwell-Luc 入路。行左侧唇
龈沟切口，向上分离上颌窦前壁
黏膜。上颌窦前壁中央薄而凹陷，
称之为尖牙窝，磨开尖牙窝进入
窦腔，并逐步扩大。向上磨到眶
下孔（接近上颌窦顶壁），向下磨
到上牙槽骨（上颌窦底壁），向内
至梨状孔（上颌窦内侧壁），向外
至上颌窦前壁与后外壁交界处

翼腭窝
翼管神经
腭降动脉
上颌窦后外壁

蝶窦
上颌窦内侧壁

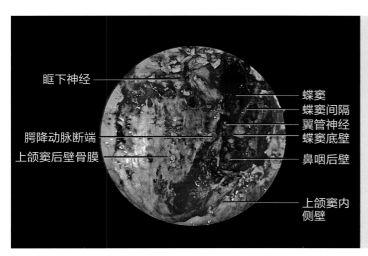

图 11-5　颞下窝

去除上颌窦后壁骨质后，显露其
后方的骨膜

眶下神经

腭降动脉断端
上颌窦后壁骨膜

蝶窦
蝶窦间隔
翼管神经
蝶窦底壁
鼻咽后壁

上颌窦内
侧壁

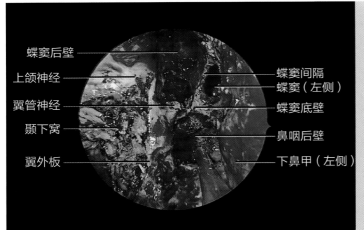

图 11-6　翼突

切除上颌窦后壁骨膜，进入颞下窝。显露翼外肌和翼突根部

蝶窦后壁
上颌神经
翼管神经
颞下窝
翼外板

蝶窦间隔
蝶窦（左侧）
蝶窦底壁
鼻咽后壁
下鼻甲（左侧）

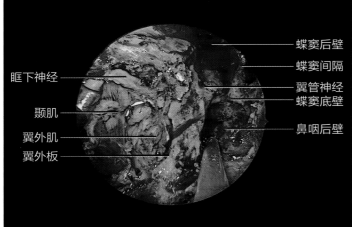

图 11-7　翼突根部

翼突根部阻挡了咽旁间隙的显露

眶下神经
颞肌
翼外肌
翼外板

蝶窦后壁
蝶窦间隔
翼管神经
蝶窦底壁
鼻咽后壁

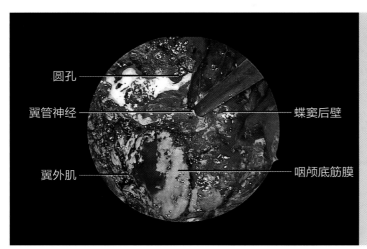

图 11-8　经翼突入路

磨除左侧翼内板、翼外板、翼突根部骨质，完成经翼突入路

圆孔
翼管神经
翼外肌

蝶窦后壁
咽颅底筋膜

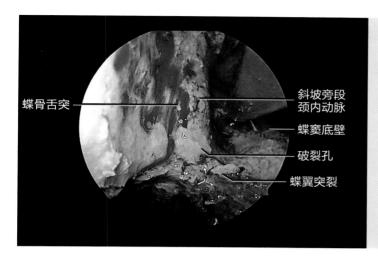

蝶骨舌突

斜坡旁段
颈内动脉

蝶窦底壁

破裂孔

蝶翼突裂

图 11-9　斜坡旁段颈内动脉
磨薄蝶窦外侧壁，显露斜坡旁段
颈内动脉

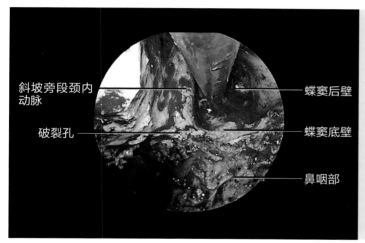

斜坡旁段颈内
动脉

破裂孔

蝶窦后壁

蝶窦底壁

鼻咽部

图 11-10　破裂孔段颈内动脉
根据翼管神经、蝶翼突裂、翼突
结节定位破裂孔段颈内动脉

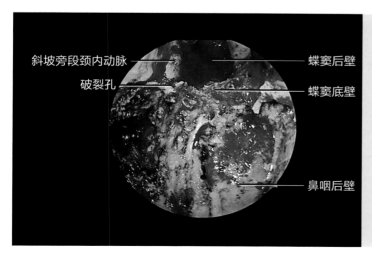

斜坡旁段颈内动脉

破裂孔

蝶窦后壁

蝶窦底壁

鼻咽后壁

图 11-11　岩骨段颈内动脉
磨除岩骨骨质，显露岩骨段颈内
动脉

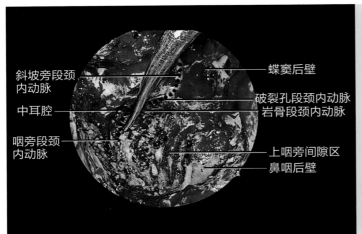

图 11-12 中耳（1）

在颈内动脉咽鼓管外侧方，寻找中耳腔

斜坡旁段颈内动脉
中耳腔
咽旁段颈内动脉
蝶窦后壁
破裂孔段颈内动脉
岩骨段颈内动脉
上咽旁间隙区
鼻咽后壁

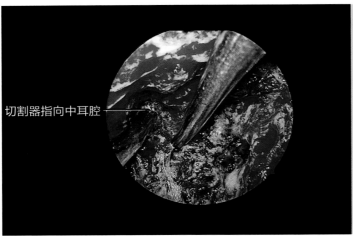

图 11-13 中耳（2）

切除中耳周围可疑病变组织

切割器指向中耳腔

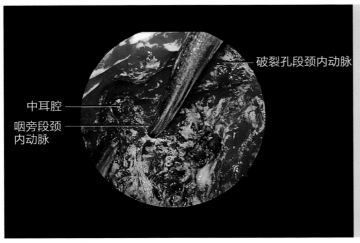

图 11-14 显露中耳腔

充分显露中耳腔

破裂孔段颈内动脉
中耳腔
咽旁段颈内动脉

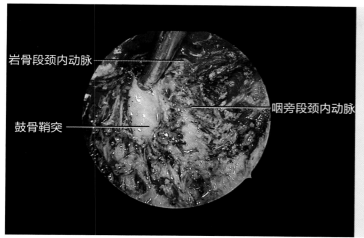

图 11-15　颈内动脉（1）

显露岩骨段、咽旁段颈内动脉。可用多普勒或导航系统辅助定位颈内动脉

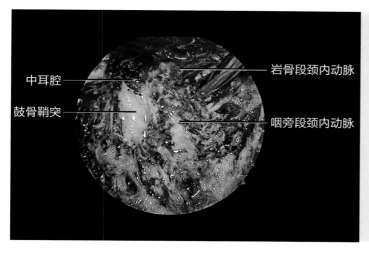

图 11-16　颈内动脉（2）

切除颈内动脉周围可疑病变组织。在颈内动脉旁操作，需小心谨慎

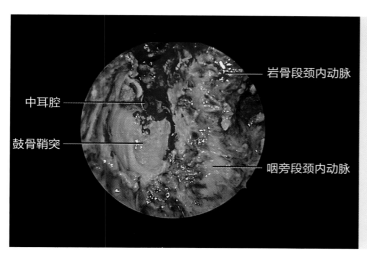

图 11-17　中耳（3）

中耳结构已经逐渐显露

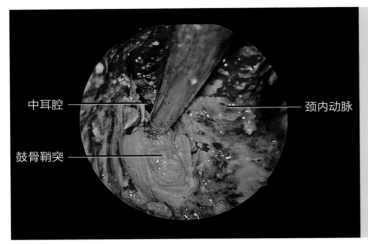

图 11-18　中耳（4）

进一步扩大切除解剖中耳腔

中耳腔

鼓骨鞘突

颈内动脉

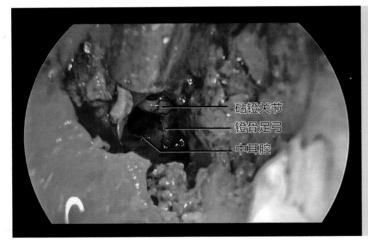

图 11-19　听骨链

放大后，可见听骨链

砧镫关节

镫骨足弓

中耳腔

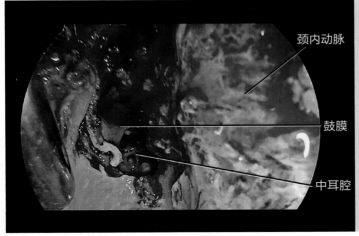

图 11-20　鼓膜

显露鼓膜

颈内动脉

鼓膜

中耳腔

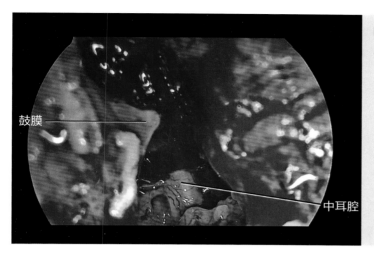

图 11-21　中耳（5）

仔细检查中耳有无病变组织

鼓膜

中耳腔

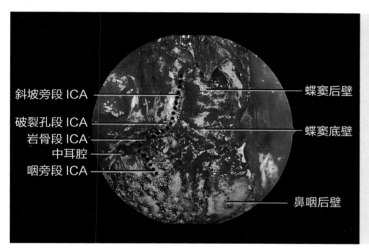

图 11-22　颈内动脉全程

充分显露颈内动脉

斜坡旁段 ICA

破裂孔段 ICA

岩骨段 ICA

中耳腔

咽旁段 ICA

蝶窦后壁

蝶窦底壁

鼻咽后壁

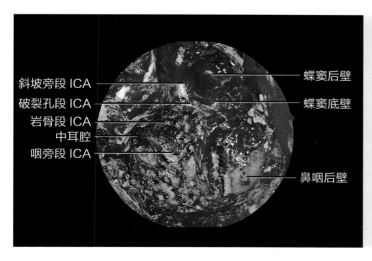

图 11-23　咽旁间隙

切除上咽旁间隙的病变组织

斜坡旁段 ICA

破裂孔段 ICA

岩骨段 ICA

中耳腔

咽旁段 ICA

蝶窦后壁

蝶窦底壁

鼻咽后壁

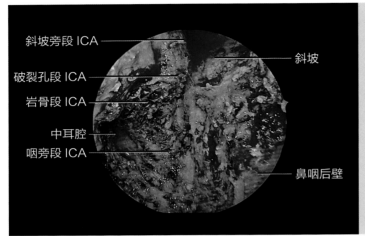

图 11-24　颈内动脉（3）
显露颈内动脉周围结构

斜坡旁段 ICA
破裂孔段 ICA
岩骨段 ICA
中耳腔
咽旁段 ICA
斜坡
鼻咽后壁

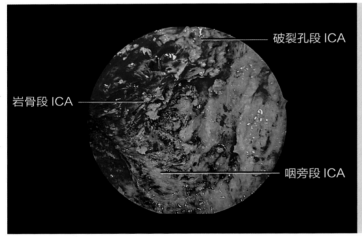

图 11-25　颈内动脉（4）
颈内动脉是鼻咽癌手术的核心

破裂孔段 ICA
岩骨段 ICA
咽旁段 ICA

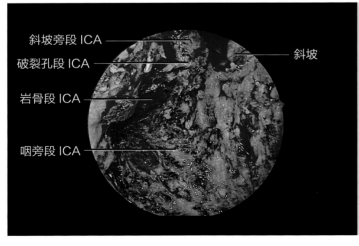

图 11-26　头长肌
头长肌的外侧缘为颈内动脉

斜坡旁段 ICA
破裂孔段 ICA
岩骨段 ICA
咽旁段 ICA
斜坡

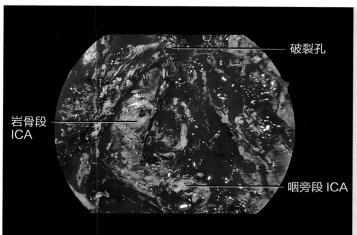

图 11-27　颈内动脉（5）

图示颅外段颈内动脉

岩骨段 ICA

破裂孔

咽旁段 ICA

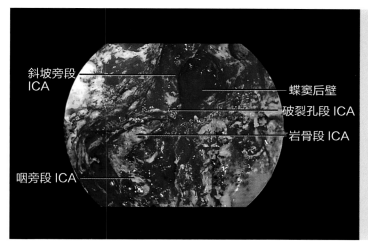

图 11-28　颈内动脉（6）

进一步切除周围可疑组织

斜坡旁段 ICA

蝶窦后壁

破裂孔段 ICA

岩骨段 ICA

咽旁段 ICA

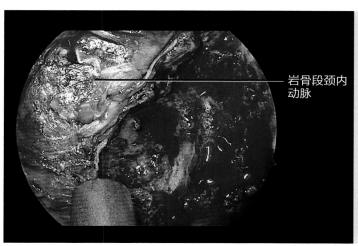

图 11-29　颈内动脉壁

患者术前已置入颈内动脉覆膜支架。仔细剥离颈内动脉壁上的可疑肿瘤组织

岩骨段颈内动脉

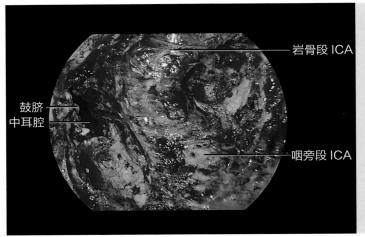

图 11-30　颈内动脉（7）

颈内动脉与中耳的空间结构关系

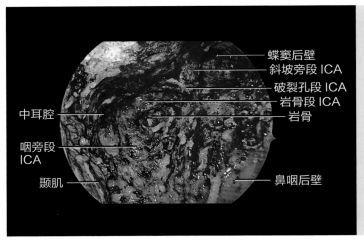

图 11-31　颈内动脉（8）

图示颈内动脉的走行

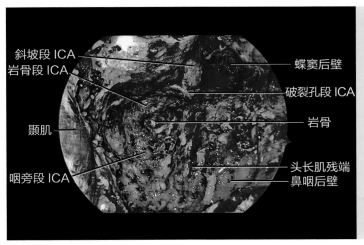

图 11-32　颈内动脉全程显露

颈内动脉周围解剖结构

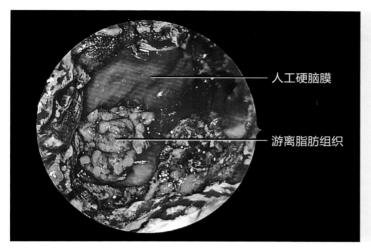

图 11-33　颅中窝底修复

使用人工脑膜覆盖颅中窝底，游离脂肪置于术腔拐角处，避免死腔的形成

人工硬脑膜

游离脂肪组织

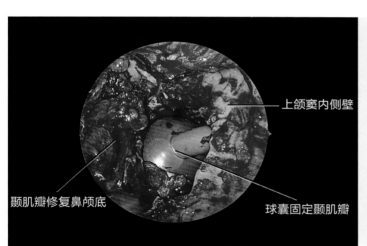

图 11-34　球囊固定

使用水囊支撑后鼻孔及鼻咽部。防止术后颞肌瓣堵塞后鼻孔

上颌窦内侧壁

颞肌瓣修复鼻颅底

球囊固定颞肌瓣

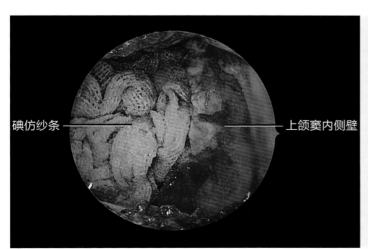

图 11-35　术腔填塞

后鼻孔区放置膨胀海绵，防止碘仿纱条掉入口咽。再填塞碘仿纱条，一般压迫约 2 周。

需要提醒的是，颞肌瓣转位前需放置鼻饲管。待抽出纱条能经口进食后方可拔出胃管

碘仿纱条

上颌窦内侧壁

第 12 章　Ⅳ型鼻咽癌切除术

一、Ⅳ型鼻咽癌切除手术简介

（一）切除范围

在Ⅲ型的基础上进一步显露颈内动脉和受侵的颅底，并根据病变累及切除颈内动脉和（或）硬膜内的病变。

（二）适应证

用于向外侧侵犯颈内动脉和颅内复发性鼻咽癌。

（三）手术步骤

1. 经单鼻孔或双鼻孔径路，开放患侧上颌窦、筛窦，开放双侧蝶窦，去除蝶窦间隔，去除鼻中隔后端，磨除蝶窦底，将蝶窦与鼻咽部轮廓化。

2. 扩大上颌窦口，去除上颌窦后壁骨质，去除腭骨垂直板，阻断腭降动脉，显露翼突根部，显露并切断腭鞘动脉，将翼腭窝组织外移，显露翼内板和翼管神经，显露翼管外上方的圆孔和上颌神经。

3. 改良的柯 - 陆氏径路完成经同侧上颌窦前壁进入颞下窝和颅中窝底。沿翼管神经向后磨除并显露破裂孔段颈内动脉，定位斜坡段颈内动脉和海绵窦前壁；磨除翼突根部显露翼内肌和腭帆张肌，切除咽上缩肌，显露腭帆提肌和咽鼓管软骨段，在腭帆张肌与咽上缩肌围成的上咽旁间隙内侧部分向后切除，阻断腭升动脉和咽升动脉，向后至茎突后咽旁间隙，术中使用导航和超声多普勒定位咽旁段 ICA，切除咽鼓管软骨段和病变。阻断颌内动脉，将翼外肌从翼外板上剥离，沿翼外板向上定位蝶骨大翼下缘，磨除翼外板，向后显露卵圆孔和下颌神经主干，翼静脉丛的出血采用速即纱填塞止血，定位翼外肌后内侧的舌神经和下牙槽神经，向后显露脑膜中动脉和蝶骨棘。

4. 切除颈内动脉和（或）硬膜内肿瘤组织。

5. 获取足够安全边缘，完整切除肿瘤及周围可疑组织：上方至蝶骨平台水平；下方至硬腭平面；内侧界至咽鼓管圆枕与斜坡段颈内动脉所在矢状面；外侧界上至海绵窦外侧壁即上颌神经，外侧界中至破裂孔段和岩骨段颈内动脉，外侧界下至咽旁段颈内动脉外侧方区域、颞肌内侧方，后至硬膜；向前至鼻腔和筛窦。切除颈内动脉。同时根据颅内肿瘤的位置，扩展到硬膜内肿瘤切除。

（四）颅底重建

Ⅳ型鼻咽癌切除术推荐使用带蒂的鼻中隔黏膜瓣或颞肌瓣。鼻中隔黏膜瓣：若病变没有累及同侧的鼻中隔黏膜瓣及蝶腭动脉的鼻后中隔动脉，可选择同侧的鼻中隔黏膜瓣，否则需要选择对侧的鼻中隔黏膜瓣。若双侧鼻中隔黏膜瓣不可用或创面较大，则需要使用颞肌筋膜瓣，经颞下窝转入鼻咽部进行鼻咽颅底区的重建。

二、手术步骤

见图 12-1 ～图 12-35。

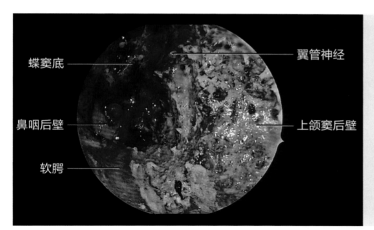

图 12-1　切除鼻腔外侧壁

完成左侧全组鼻窦开放后，切除左侧鼻腔外侧壁。将鼻腔与上颌窦贯通

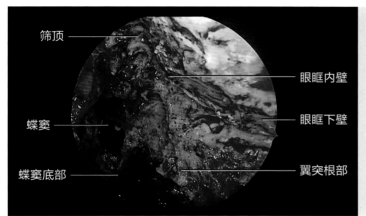

图 12-2　眼眶

左侧全组鼻窦开放，充分显露左侧眼眶内壁、下壁，显露左侧翼突根部

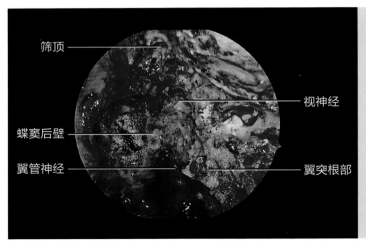

图 12-3　翼管

沿翼管神经向后磨除翼突根部

筛顶
视神经
蝶窦后壁
翼管神经
翼突根部

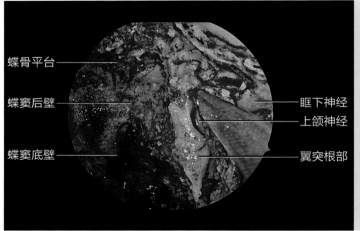

图 12-4　圆孔

沿圆孔显露颅中窝底
剥离子指向上颌柱

蝶骨平台
蝶窦后壁
眶下神经
上颌神经
蝶窦底壁
翼突根部

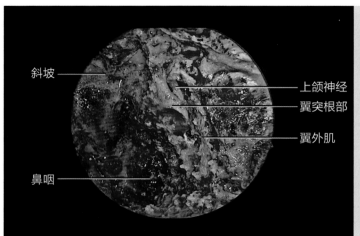

图 12-5　经翼突入路

磨除左侧翼内板、翼外板、翼突
根部骨质，完成经翼突入路

斜坡
上颌神经
翼突根部
翼外肌
鼻咽

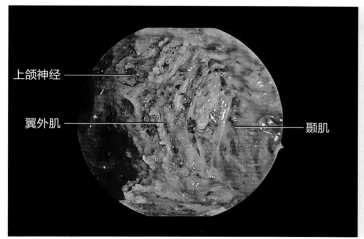

图 12-6　经上颌窦前壁入路

即 Caldwell-Luc 入路。行左侧唇龈沟切口，向上分离上颌窦前壁黏膜。上颌窦前壁中央薄而凹陷，称之为尖牙窝，磨开尖牙窝进入窦腔，并逐步扩大。向上磨到眶下孔（接近上颌窦顶壁），向下磨到上牙槽骨（上颌窦底壁），向内至梨状孔（上颌窦内侧壁），向外至上颌窦前壁与后外壁交界处

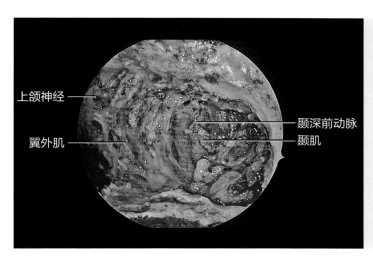

图 12-7　颞下窝

去除上颌窦后壁骨质后，进入颞下窝。去除颞下窝脂肪组织，逐步显露上颌动脉的分支

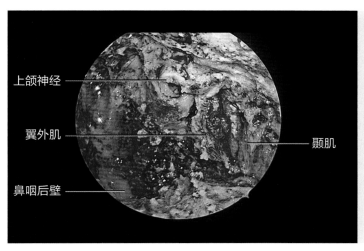

图 12-8　切除翼外肌

切除翼外肌，拟显露下颌神经

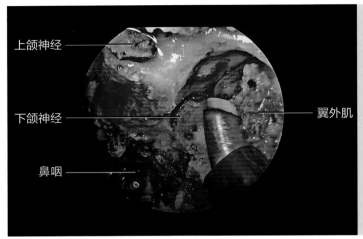

图 12-9　卵圆孔

在翼外板与中颅窝底交界处，拨开翼外肌向后可找到卵圆孔

上颌神经

下颌神经

鼻咽

翼外肌

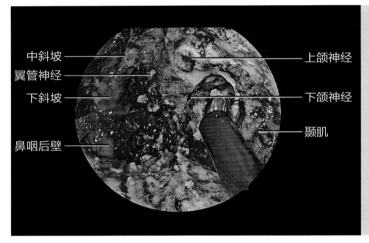

图 12-10　下颌神经

进一步切除翼外肌，显露下颌神经

中斜坡

翼管神经

下斜坡

鼻咽后壁

上颌神经

下颌神经

颞肌

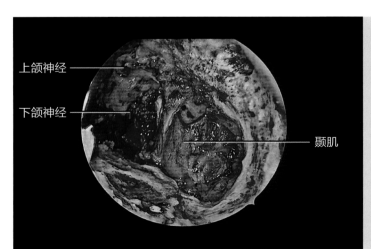

图 12-11　术腔止血

显露下颌神经时，因周围为翼丛，会遇到较多的静脉性出血，可用速即纱填塞止血。充分止血后，保证术野清晰

上颌神经

下颌神经

颞肌

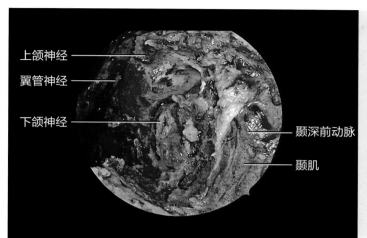

图 12-12　颞下窝

自上颌窦前壁观察颞下窝。颞肌占据了颞下窝很大的空间。因为要转移颞肌瓣修复鼻咽及颅底，故尽量保护颞深前动脉，以保证颞肌血供

上颌神经
翼管神经
下颌神经
颞深前动脉
颞肌

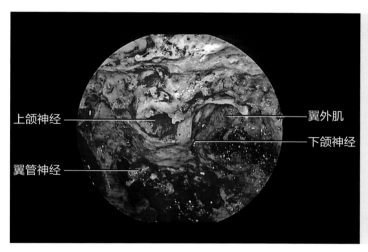

图 12-13　颅中窝底

磨薄圆孔周围骨质，充分显露中颅窝底

上颌神经
翼管神经
翼外肌
下颌神经

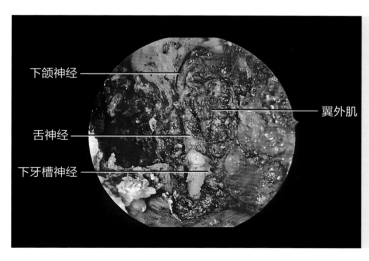

图 12-14　下颌神经（1）

去除翼外肌，显露下颌神经

下颌神经
舌神经
下牙槽神经
翼外肌

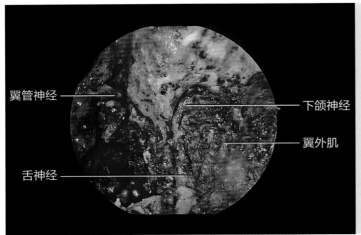

图 12-15　下颌神经（2）

该患者需要切除颈内动脉，故需要充分显露咽旁间隙。因此要去除翼外肌、下颌神经

翼管神经

舌神经

下颌神经

翼外肌

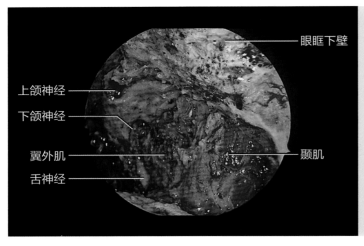

图 12-16　颞肌（1）

经上颌窦前壁入路，显露颞下窝，颞下窝外侧可见颞肌

眼眶下壁

上颌神经

下颌神经

翼外肌

舌神经

颞肌

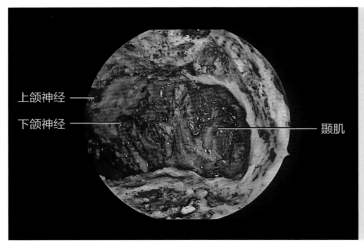

图 12-17　颞肌（2）

颞肌组织量大，血管丰富，适合修复颅底缺损

上颌神经

下颌神经

颞肌

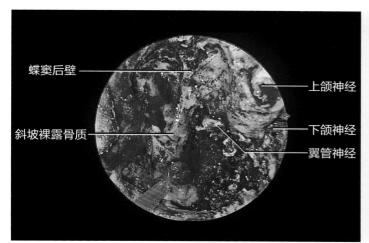

图12-18　斜坡（1）

患者放疗后，鼻咽部黏膜坏死，骨质裸露

蝶窦后壁
上颌神经
斜坡裸露骨质
下颌神经
翼管神经

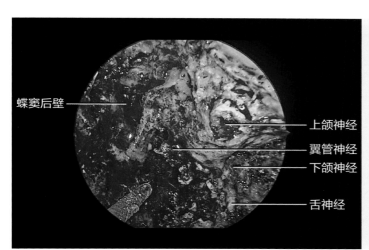

图12-19　鼻咽和颅中窝底（1）

颅底裸露骨质

蝶窦后壁
上颌神经
翼管神经
下颌神经
舌神经

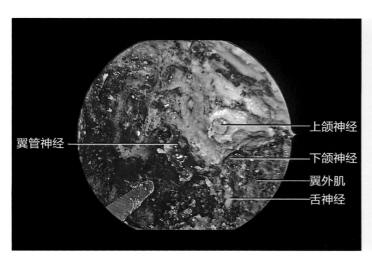

图12-20　鼻咽和颅中窝底（2）

上颌神经穿圆孔出颅，下颌神经穿卵圆孔出颅

翼管神经
上颌神经
下颌神经
翼外肌
舌神经

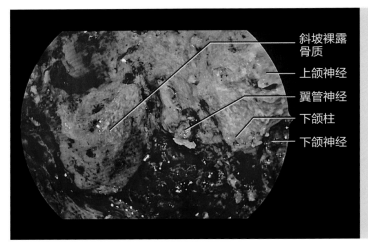

图 12-21 斜坡（2）

颅底骨质放射性改变

斜坡裸露骨质
上颌神经
翼管神经
下颌柱
下颌神经

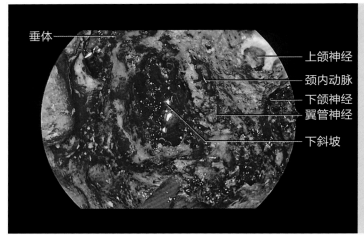

图 12-22 斜坡（3）

磨除斜坡坏死的骨质

垂体
上颌神经
颈内动脉
下颌神经
翼管神经
下斜坡

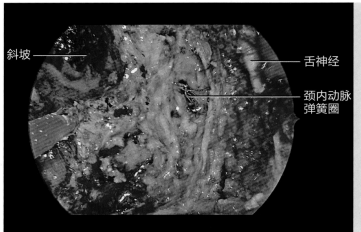

图 12-23 颈内动脉切除（1）

切除受累及的颈内动脉，见颈内动脉内的弹簧栓

斜坡
舌神经
颈内动脉弹簧圈

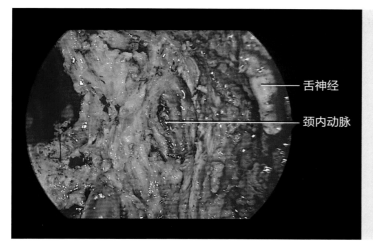

图 12-24　切除颈内动脉（2）

去除弹簧栓，扩大颈内动脉切除范围

舌神经

颈内动脉

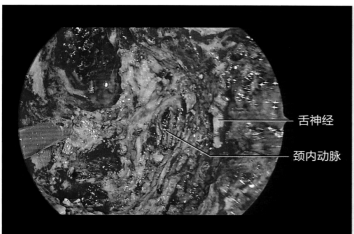

图 12-25　切除颈内动脉（3）

根据术前影像学提示和术中内镜下所见，切除受累及的颈内动脉

舌神经

颈内动脉

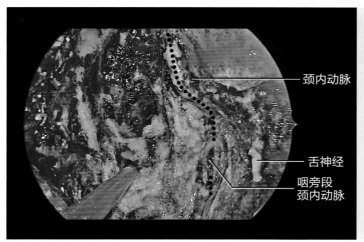

图 12-26　颈内动脉

图示颈内动脉颅外段与鼻咽部。吸引器指向鼻咽部。黑色虚线为颈内动脉

颈内动脉

舌神经

咽旁段颈内动脉

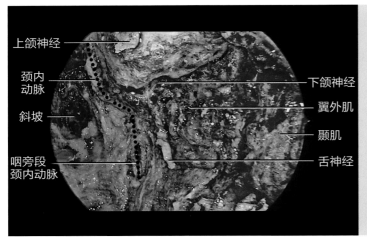

图 12-27　颞下窝（3）

黑色虚线为颈内动脉。图示颞下窝和咽旁间隙

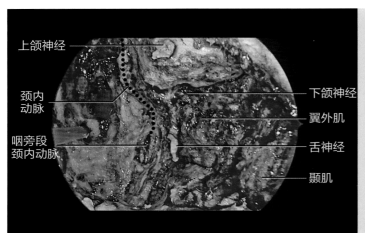

图 12-28　颞下窝（4）

图示黑色虚线为颈内动脉。图示颅外段颈内动脉走行

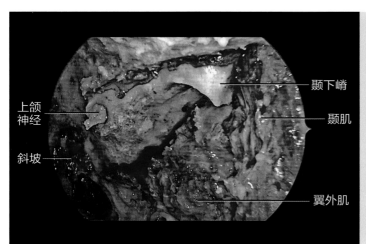

图 12-29　颞下嵴

颞下嵴为蝶骨大翼的一个凸起。翼外肌位于颞下嵴内侧，颞肌位于颞下嵴外侧。如果需要颞肌瓣转位，需要把颞下嵴磨除以增大通道的空间

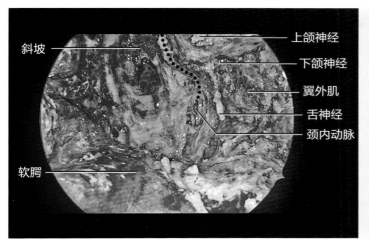

斜坡
软腭

上颌神经
下颌神经
翼外肌
舌神经
颈内动脉

图 12-30　Ⅳ型鼻咽癌切除术
颈内动脉切除纳入Ⅳ型鼻咽癌切除术

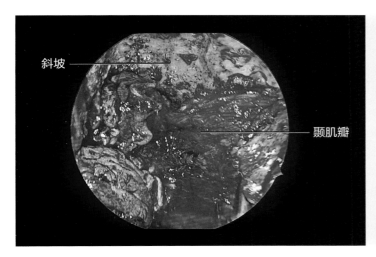

斜坡
颞肌瓣

图 12-31　颞肌瓣转位
将颞肌瓣通过颧弓转入颞下窝，置于鼻咽部。转位时需注意不要发生蒂扭转

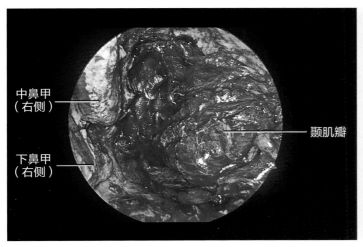

中鼻甲
（右侧）
下鼻甲
（右侧）
颞肌瓣

图 12-32　颅底重建
将颞肌瓣充分展开，修复颅底

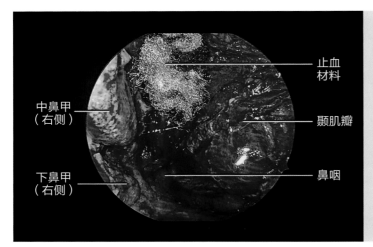

图 12-33　术腔止血

速即纱填塞于鼻中隔黏膜瓣表面，用于止血

止血材料

中鼻甲（右侧）

颞肌瓣

下鼻甲（右侧）

鼻咽

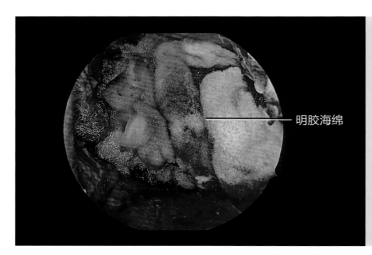

图 12-34　颞肌瓣保护

外面填塞明胶海绵，用于保护颞肌瓣

明胶海绵

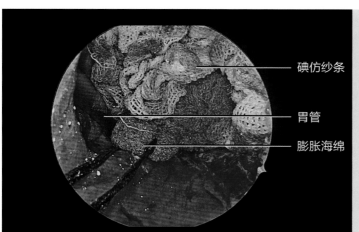

图 12-35　术腔填塞

后鼻孔区放置膨胀海绵，防止碘仿纱条掉入口咽。再填塞碘仿纱条，一般压迫约 2 周。

需提醒的是，颞肌瓣转位前需放置鼻饲管。待抽出纱条能经口进食后方可拔出胃管

碘仿纱条

胃管

膨胀海绵

第 13 章 鼻咽癌外科重建技术

一、带蒂鼻中隔黏膜瓣

见图 13-1 ～图 13-23。

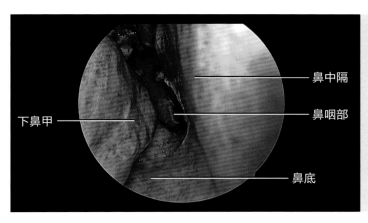

图 13-1 后鼻孔（右侧）

使用肾上腺素棉片收敛鼻腔黏膜，下鼻甲外移，充分显露后鼻孔

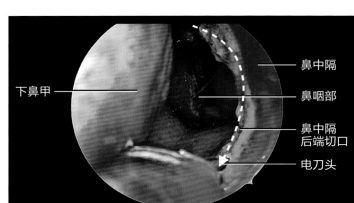

图 13-2 后鼻孔切口

使用单极电刀和带角度的针尖，于蝶窦底，即后鼻孔顶点，由外侧向鼻中隔后端延伸，从后鼻孔鼻中隔侧一直延伸到下鼻道的最后方。在鼻底，根据软硬度判断软腭和硬腭的交界处，切口需在交界处前方

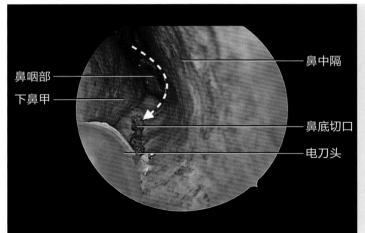

鼻中隔

鼻咽部

下鼻甲

鼻底切口

电刀头

图 13-3　鼻底切口（1）

完成后鼻孔切口后，使用点到沿着鼻底向前。根据黏膜瓣需要的宽度，可以向外侧延伸到下鼻道。后鼻孔切口为白色虚线。鼻底切口为蓝色虚线

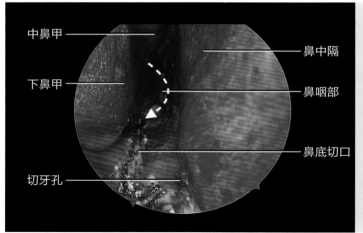

中鼻甲

鼻中隔

下鼻甲

鼻咽部

切牙孔

鼻底切口

图 13-4　鼻底切口（2）

鼻底切口最前方可接近鼻阈，即皮肤和黏膜交界处。

后鼻孔切口为白色虚线。鼻底切口为蓝色虚线

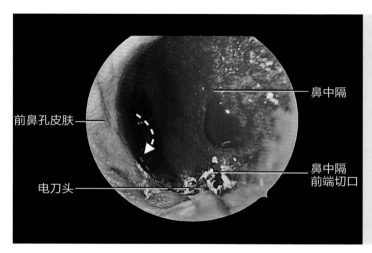

鼻中隔

前鼻孔皮肤

鼻中隔前端切口

电刀头

图 13-5　后鼻孔和鼻底切口

后鼻孔切口为白色虚线。鼻底切口为蓝色虚线

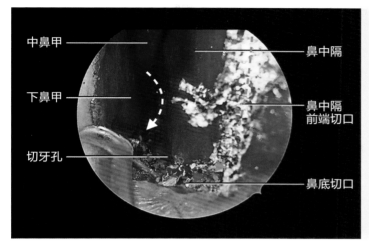

图 13-6　前切口

在鼻中隔前方皮肤和黏膜交界处做纵行切口。连接鼻底切口

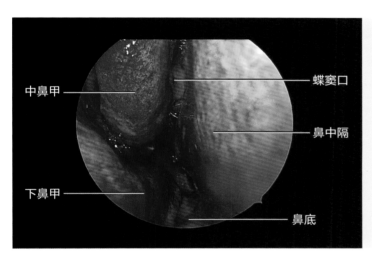

图 13-7　蝶筛隐窝

蝶筛隐窝位于上鼻甲或最上鼻甲后上方与鼻腔顶之间的凹陷，蝶窦开口于此

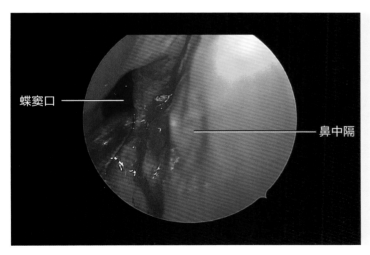

图 13-8　蝶窦口

确定蝶窦口。蝶腭动脉为供应鼻腔血的主要动脉，经蝶腭孔进入鼻腔，分为鼻后外侧动脉及鼻后中隔动脉。鼻后中隔动脉位于蝶窦自然口下方

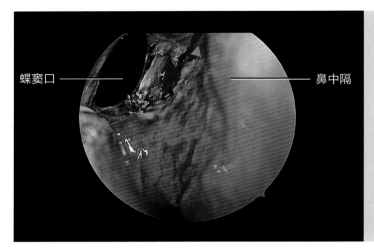

图 13-9　蝶窦切口
在蝶窦口的下方做弧形向上的切口

蝶窦口

鼻中隔

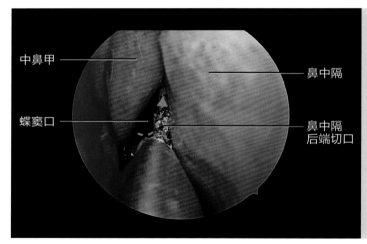

图 13-10　鼻顶切口
蝶窦切口弧形向上，至鼻中隔上端，然后向前。切口一般位于筛板下方 0.5～1cm，以保护嗅区黏膜

中鼻甲

鼻中隔

蝶窦口

鼻中隔后端切口

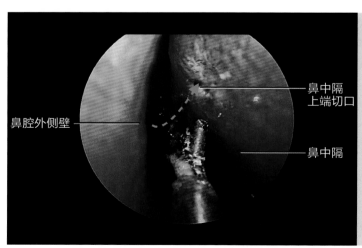

图 13-11　鼻顶切口
鼻顶切口与下图前切口汇合

鼻中隔上端切口

鼻腔外侧壁

鼻中隔

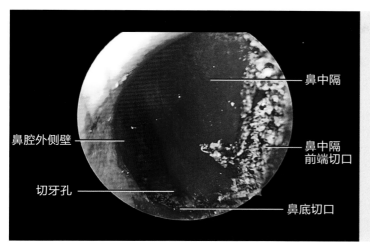

鼻中隔

鼻腔外侧壁

鼻中隔前端切口

切牙孔

鼻底切口

图 13-12　前切口

前切口连接鼻底切口和鼻顶切口

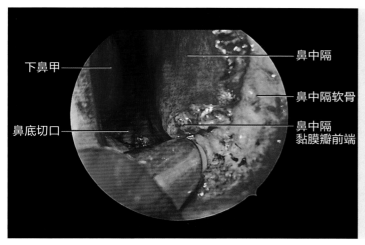

下鼻甲

鼻中隔

鼻底切口

鼻中隔软骨

鼻中隔黏膜瓣前端

图 13-13　止血

使用等离子对 Little 区进行止血。Little 区：音译为利特尔区。鼻腭动脉、筛前动脉、筛后动脉、上唇动脉和腭大动脉，在鼻中隔前下部的黏膜下交互吻合，形成动脉丛，是临床上鼻出血最常见的部位

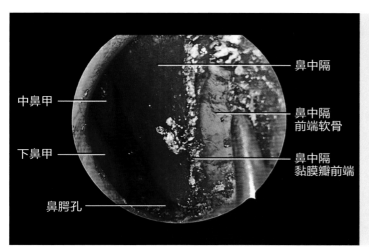

中鼻甲

鼻中隔

下鼻甲

鼻中隔前端软骨

鼻中隔黏膜瓣前端

鼻腭孔

图 13-14　掀起黏膜

类似于鼻中隔矫正术，使用剥离子掀起鼻中隔黏膜

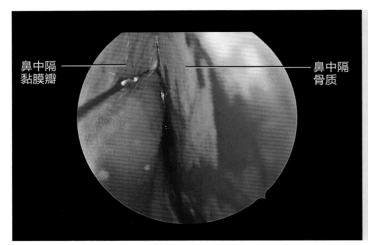

鼻中隔黏膜瓣　　　　　　　　　鼻中隔骨质

图 13-15　分离黏膜

使用剥离子进一步向后分离黏膜

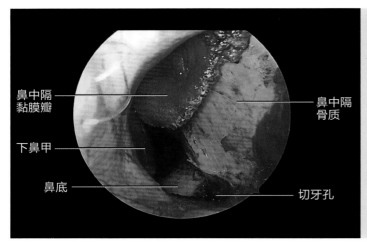

鼻中隔黏膜瓣　　　　　　　　　鼻中隔骨质

下鼻甲

鼻底　　　　　　　　　　　　　切牙孔

图 13-16　切牙管

切牙管 / 鼻腭管：切牙管（incisive canal）又称鼻腭管（nasopalatine canal），是上颌中切牙腭侧一狭长的骨性管道，连接口腔与鼻腔。其开孔称为切牙孔或鼻腭孔，切牙管的内容物包括鼻腭静脉、鼻腭动脉、鼻腭神经和一些少量的黏液腺和脂肪组织。分离鼻腭孔周围黏膜可使用电刀烧灼

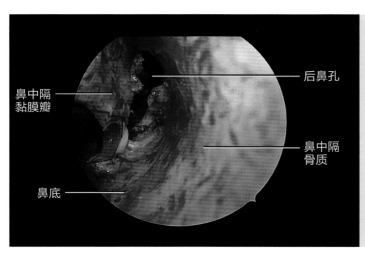

鼻中隔黏膜瓣　　　　　　　　　后鼻孔

鼻中隔骨质

鼻底

图 13-17　止血

等离子游离黏膜瓣，并对鼻底切口进行止血

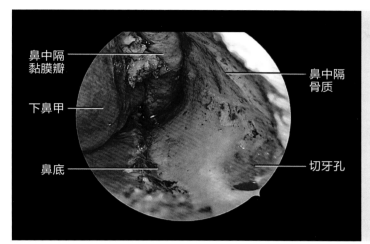

鼻中隔
黏膜瓣

下鼻甲

鼻底

鼻中隔
骨质

切牙孔

图 13-18　分离

根据前述切口，充分分离黏膜瓣

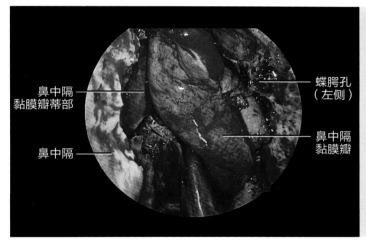

鼻中隔
黏膜瓣蒂部

鼻中隔

蝶腭孔
（左侧）

鼻中隔
黏膜瓣

图 13-19　转位（1）

使用直钳将黏膜瓣转至需要修复
的区域（如鼻咽部）

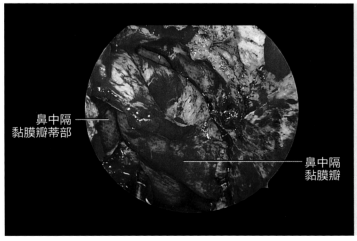

鼻中隔
黏膜瓣蒂部

鼻中隔
黏膜瓣

图 13-20　转位（2）

转位时需注意不要发生蒂扭转

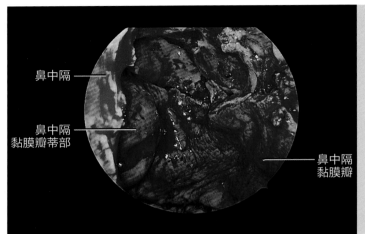

鼻中隔

鼻中隔
黏膜瓣蒂部

鼻中隔
黏膜瓣

图 13-21 平铺

将黏膜瓣充分展开，平铺于修复
的区域

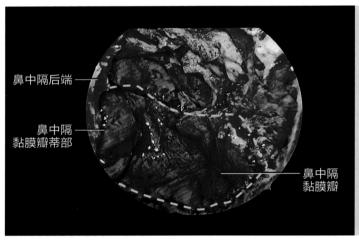

鼻中隔后端

鼻中隔
黏膜瓣蒂部

鼻中隔
黏膜瓣

图 13-22 修复

调整黏膜瓣的位置，尽量覆盖创
面

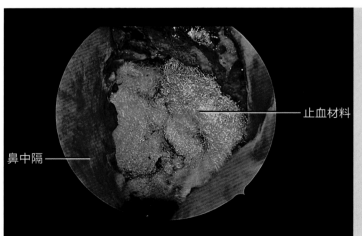

止血材料

鼻中隔

图 13-23 填塞

速即纱填塞于鼻中隔黏膜瓣表面，
外侧再填塞碘仿纱条，压迫 1 ～
2 周

二、颞肌瓣

见图 13-24 ～图 13-30。

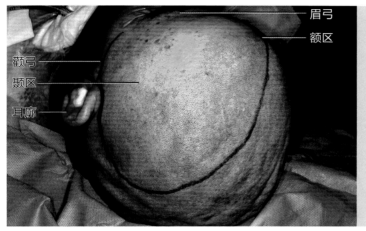

眉弓
额区
颧弓
颞区
耳廓

图 13-24　半冠状切口

由发际线前额正中，弧形向后外侧到颞顶部，再弧形向前下，耳屏前 1cm 左右（距耳屏 1.5cm 内）切开皮肤及皮下组织、帽状腱膜，达疏松结缔组织层。切口避免超过耳屏前方 1cm 以避免损伤面神经颞支。注射生理盐水，进入疏松结缔组织层，抬高皮瓣，以易于分离

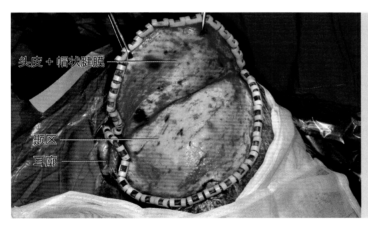

头皮 + 帽状腱膜
颞区
耳廓

图 13-25　掀起皮瓣

切开头皮两层结构：①皮肤及皮下组织；②帽状腱膜。从额部往颞部掀起皮瓣，显露其下的额骨膜层。靠近颧弓时，可见筋膜间脂肪垫位于颞深筋膜浅层和深层之间

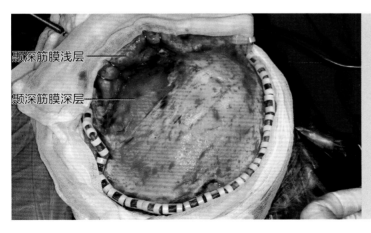

颞深筋膜浅层
颞深筋膜深层

图 13-26　筋膜间脂肪垫

切开颞深筋膜浅层，向下分离至颧弓

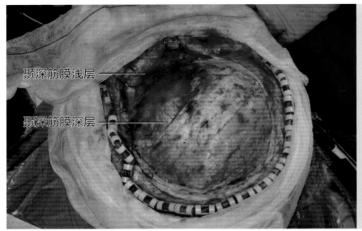

颞深筋膜浅层

颞深筋膜深层

图 13-27　制备颞肌瓣

根据创面大小确定颞肌瓣大小

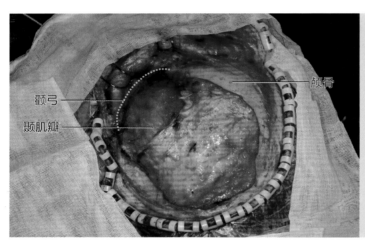

颧弓

颞肌瓣

颅骨

图 13-28　掀起颞肌瓣

使用剥离子掀起颞肌瓣。可见因为肌肉收缩，颞肌瓣略有缩小

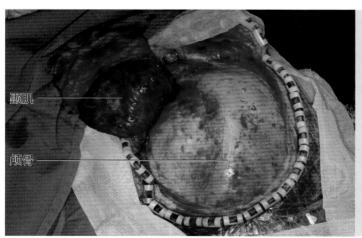

颞肌

颅骨

图 13-29　分离颞肌瓣

分离颞肌瓣至冠突

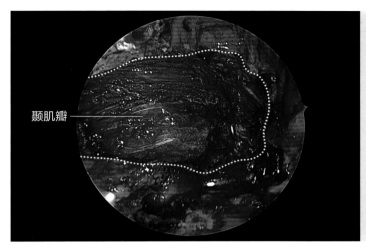

颞肌瓣

图 13-30 颞肌瓣修复
将颞肌瓣经颧弓下方转入鼻颅底,修复颅底缺损处

参考文献

付振涛，郭晓雷，张思维，2018. 2014 年中国鼻咽癌发病与死亡分析 . 中华肿瘤杂志，40:566-571.

林少俊，陈晓钟，李金高，2018. 复发鼻咽癌治疗专家共识 . 中华放射肿瘤学杂志，27:16-22.

刘全，孙希才，于华鹏，2019. 鼻内镜下鼻咽癌切除术的手术分型 . 山东大学耳鼻喉眼学报，33:39-45.

刘全，孙希才，王欢，2020. 颞肌瓣鼻颅底区转位的解剖 . 解剖学报，51（5）：659-663.

孙希才，刘娟，王欢，2015. 内镜下复发性鼻咽癌 71 例切除及预后分析 . 中华耳鼻咽喉头颈外科杂志，50:890-895.

Castelnuovo P，Dallan I，Bignami M，et al. 2010，Nasopharyngeal endoscopic resection in the management of selected malignancies: ten-year experience. Rhinology，48:84-89.

Chan JY. 2014，Surgical management of recurrent nasopharyngeal carcinoma. Oral Oncol，50:913-917.

Chen MK，Lai JC，Chang CC，2010. Minimally Invasive Endoscopic Nasopharyngectomy in the Treatment of Recurrent T1‐2a Nasopharyngeal Carcinoma. Laryngoscope，117:894-896.

Colevas AD，Yom SS，Pfister DG，2018. NCCN Guidelines Insights: Head and Neck Cancers，Version 1.2018. J Natl Compr Canc Netw，16:479-490.

Fisch U，1983. The infratemporal fossa approach for nasopharyngeal tumors. Laryngoscope，93:36-44.

Hadad G，Bassagasteguy L，Carrau RL，2006. A novel reconstructive technique after endoscopic expanded endonasal approaches: vascular pedicle nasoseptal flap. Laryngoscope，116:1882-1886.

Kong L，Lu JJ，2016. Reirradiation of locally recurrent nasopharyngeal cancer: history，advances，and promises for the future. Chin Clin Oncol，5:26.

Li YQ，Tian YM，Tan SH，2018. Prognostic Model for Stratification of Radioresistant Nasopharynx Carcinoma to Curative Salvage Radiotherapy. J Clin Oncol，36:891-899.

Liu J，Sun X，Quan L，2015. Eustachian Tube as a Landmark to the Internal Carotid Artery in Endoscopic Skull Base Surgery. Otolaryngology head and neck surgery : official journal of American Academy of Otolaryngology-Head and Neck Surgery，154:377.

Liu J，Yu H，Sun X，2017. Salvage endoscopic nasopharyngectomy for local recurrent or residual nasopharyngeal carcinoma: a 10-year experience. Int J Clin Oncol，22:834-842.

Liu Q，Sun X，Li H ，2020. Types of Transnasal Endoscopic Nasopharyngectomy for Recurrent Nasopharyngeal Carcinoma: Shanghai EENT Hospital Experience. Front Oncol，10:555862.

Liu Z，Yu H，Wang D，2013. Combined transoral and endoscopic approach for total maxillectomy: a pioneering report. J Neurol Surg B Skull Base，74:160-165.

Serbinenko FA，1974. Balloon catheterization and occlusion of major cerebral vessels. J Neurosurg，41（2）：125-145.

Simo R，Robinson M，Lei M，2016. Nasop

haryngeal carcinoma: United Kingdom National Multidisciplinary Guidelines. J Laryngol Otol，130:S97-S103.

Stoker SD，van Diessen JN，de Boer JP，2013. Current treatment options for local residual nasopharyngeal carcinoma. Curr Treat Options Oncol，14:475-491.

Sun XC，Li H，Liu ZF，2012. Endoscopic assisted sublabial and buccolabial incision approach for juvenile nasopharyngeal angiofibroma with extensive infratemporal fossa extension. Int J Pediatr Otorhinolaryngol，76:1501-1506.

Tsang RK，Wei WI，2015. Salvage surgery for nasopharyngeal cancer. World J Otorhinolaryngol Head Neck Surg，1:34-43.

Vlantis AC，Lee DL，Wong EW，2017. Endoscopic nasopharyngectomy in recurrent nasopharyngeal carcinoma: a case series，literature review，and pooled analysis. Int Forum Allergy Rhinol，7:425-432.

Wang X，Zhang X，Hu F，2016. Middle Turbinate Mucosal Flap in Endoscopic Skull Base Reconstruction. Turk Neurosurg，26:200-204.

Wei WI，Chan JY，Ng RW，2011. Surgical salvage of persistent or recurrent nasopharyngeal carcinoma with maxillary swing approach - Critical appraisal after 2 decades. Head Neck，33:969-975.

Wei WI，Lam KH，Sham JS，1991. New approach to the nasopharynx: the maxillary swing approach. Head Neck，13:200-207.

Wei WI，Sham JS，2005. Nasopharyngeal carcinoma. Lancet，365:2041-2054.

Wu P，Li Z，Liu C，2016. The posterior pedicled inferior turbinate-nasoseptal flap: a potential combined flap for skull base reconstruction. Surg Radiol Anat，38:187-194.

Xu F，Sun X，Hu L，2011. Endoscopic surgical treatment of neurogenic tumor in pterygopalatine and infratemporal fossae via extended medial maxillectomy. Acta Otolaryngol，131:161-165.

Xu T，Tang J，Gu M，2013. Recurrent nasopharyngeal carcinoma: a clinical dilemma and challenge. Curr Oncol，20:406-419.

Yoshizaki T，Wakisaka N，Murono S，2010. Endoscopic Nasopharyngectomy for Patients with Recurrent Nasopharyngeal Carcinoma at the Primary Site. Laryngoscope，115.

Zhang H，Sun X，Yu H，2021. Assessment of Internal Carotid Artery Invasion With the Endoscopic Endonasal Approach: Implications of a New Grading System and Security Strategy. J Craniofac Surg，32（3）：1006-1009.